Le trouble de déficit de l'attention chez l'adulte

Le **trouble** de **déficit** de **l'attention** chez **l'adulte**

Stephanie Moulton Sarkis, Ph.D.

97-B, montée des Bouleaux, Saint-Constant, Qc, Canada J5A 1A9
Tél.: 450-638-3338   Téléc.: 450-638-4338
www.broquet.qc.ca   info@broquet.qc.ca

Catalogage avant publication de Bibliothèque et Archives
nationales du Québec et Bibliothèque et Archives Canada

Sarkis, Stephanie

    [Adult ADD. Français]

    Le trouble de déficit de l'attention chez l'adulte

    (Diagnostic)

    Traduction de : Adult ADD : a guide for the newly diagnosed.

    Comprend des références bibliographiques.

    ISBN 978-2-89654-391-5

    1. Hyperactivité chez l'adulte – Ouvrages de vulgarisation.
2. Hyperactivité chez l'adulte – Traitement – Ouvrages de vulgarisation.
3. Autothérapie. I. Titre. II. Titre: Adult ADD. Français.

RC394.A85S3714 2013   616.85'89   C2013-940861-4

Nous reconnaissons l'aide financière du gouvernement du Canada par l'entremise du Fonds du livre
du Canada pour nos activités d'édition. Nous remercions également l'Association pour l'exportation
du livre canadien (AELC), ainsi que le gouvernement du Québec : Programme de crédit d'impôt
pour l'édition de livres – la Société de développement des entreprises culturelles (SODEC).

Copyright des photographies
Page couverture : © Vadymvdrobot | Dreamstime.com, © liangpv | iStockphoto.com (ambiance)
Intérieur : © kentoh | shutterstock.com (ambiance)

Traduction Jean Roby et Christiane Laramée
Révision Andrée Laprise
Maquette de la page couverture Brigit Levesque
Infographie Annabelle Gauthier

Imprimé au Canada

ISBN 978-2-89654-391-5

Ce livre est dédié à tous ceux et celles qui amorcent leur voyage avec le TDA et à tous ceux et celles qui ont amorcé l'aventure depuis un bout de temps... et qui viennent tout juste de découvrir un nouveau guide.

Note de l'éditeur

Tout le soin a été pris pour attester de l'exactitude de l'information présentée et pour décrire les pratiques généralement acceptées. Néanmoins, les auteurs, la rédaction et l'éditeur ne sont pas responsables des erreurs, ou des omissions, ou des conséquences quelconques résultant de l'application de l'information dans ce livre et ils n'offrent aucune garantie, expresse ou implicite, quant au contenu de cet ouvrage.

Les auteurs, la rédaction et l'éditeur ont consenti tous les efforts nécessaires pour s'assurer que tout choix de médicament et de posologie proposé dans ce texte soit en accord avec les recommandations et la pratique courantes au moment de la publication. Toutefois, compte tenu des recherches en cours, des changements dans les directives gouvernementales et de l'apport constant d'informations relatives aux thérapies médicamentées et aux réactions aux médicaments, nous conseillons vivement au lecteur de vérifier les instructions accompagnant chaque médicament et de consulter son professionnel de la santé au sujet de tout changement dans les indications et la posologie et pour tout autre avertissement et précaution supplémentaire. Cela est particulièrement important quand l'agent recommandé est un médicament nouveau ou non utilisé régulièrement.

Certains médicaments et procédés médicaux présentés dans cet ouvrage peuvent être autorisés par la Food and Drug Administration des États-Unis (FDA) à usage restreint dans un cadre limité de recherches. Il est de la responsabilité du professionnel de la santé de s'assurer du statut FDA de chaque médicament ou procédé dont il prévoit l'usage dans sa pratique clinique. Au Canada, très souvent, les médicaments ou procédés approuvés par la FDA sont aussi homologués par Santé Canada.

Table des matières

Préface

Félicitations! Vous venez tout juste de découvrir que vous avez le TDA... *et*... vous lisez ce livre: deux étapes importantes sur la voie de la transformation de votre avenir en quelque chose qui sera composé de moins de luttes et de plus de bonheur et de succès. À l'instant, vous pouvez vous demander: «Comment avoir le TDA peut-il être une bonne chose?» Eh bien, je peux vous assurer que savoir pourquoi votre vie a été si difficile jusqu'à ce jour peut tout changer.

Le trouble de déficit de l'attention (TDA) est un diagnostic plein d'espoir. Aujourd'hui, il y a beaucoup de professionnels, dont des médecins, des thérapeutes, des coachs, des organisateurs professionnels et des éducateurs, qui sont tous dévoués à travailler avec vous pour développer de nouvelles capacités et une stratégie de succès. Il y a aussi beaucoup de percées médicales et des médicaments à action plus prolongée pour traiter les symptômes du TDA qui, les uns comme les autres, ont fait la preuve de leur sécurité et de leur efficacité extrêmes. En outre, vous trouverez des livres comme *Le trouble de déficit de l'attention chez l'adulte*, de même que des sites Web qui renferment une grande quantité d'information et beaucoup de techniques et de stratégies utiles pour contrôler le fouillis, organiser votre horaire et même trouver une nouvelle carrière, si c'est ce que vous cherchez.

Toutes ces connaissances confèrent du pouvoir : le pouvoir de prendre la maîtrise de votre vie et de récrire votre histoire. Au cours des trente années et quelques durant lesquelles j'ai pratiqué la médecine, me spécialisant dans le diagnostic et le traitement du TDA, j'ai travaillé avec beaucoup d'adultes et assisté à certaines transformations stupéfiantes. Je me souviens d'avoir reçu le courriel d'une femme d'âge moyen qui me confiait que, après son diagnostic, elle avait commencé à prendre des médicaments et avait été témoin de changements remarquables dans sa capacité de maintenir le cap et de compléter ses projets. Elle avoua aussi qu'elle avait récemment teint ses cheveux en rouge. Je dois admettre que j'étais perplexe et que j'avais l'impression que le dosage de son médicament n'était pas adéquat et qu'elle agissait toujours impulsivement. Cependant, en poursuivant ma lecture, je vis qu'elle en avait eu assez d'être perçue comme la « blonde idiote » de service et voulait projeter une nouvelle image. Aussi, il y avait cet homme du Massachusetts qui appela à l'aide après avoir perdu son 21e emploi, mais qui, après avoir reçu un diagnostic de TDA, fut capable de travailler avec un thérapeute pour affronter tant sa dépression que d'autres habitudes et comportements autodestructeurs. Quand j'entrai en contact avec lui, trois ans plus tard, pour faire le suivi et voir comment il allait, il annonça fièrement qu'il avait démarré sa propre petite entre-prise, qui fonctionnait toujours à plein régime, lui procurant un bon revenu et un sentiment très profond de satisfaction de soi.

Cela dit, ne vous méprenez pas. Je ne prétends pas que le TDA soit un cadeau. Ce trouble s'accompagne très évidemment de dif-ficultés et de nombreux comportements qui ne sont pas seulement problématiques pour vous, mais frustrants aussi pour les autres gens dans votre vie. Et le TDA non traité peut certainement limiter votre potentiel. Par contre, savoir que vous êtes victime de ce trouble explique pourquoi l'existence a été si difficile. Ce *n'est pas* une excuse pour se relâcher, abandonner ou se contenter de peu. Une explication vous aide à comprendre et donne du sens à vos comportements. Elle ne définit pas qui vous êtes, ni ne limite votre potentiel. Toutefois, une excuse vous limite vous et ce que vous pouvez ou êtes prêt à faire. Elle vous diminue. Le TDA ne devrait jamais servir d'excuse à un mauvais comportement ou à une piètre performance.

Les adultes souffrant du TDA sont souvent leurs critiques les plus durs. Leur expérience de vie ne fait que confirmer chez eux leur sentiment d'échec face aux attentes qu'ils se sont fixées ou que d'autres ont fixées pour eux. Quand vous identifiez ce que vous éprouvez, vous ouvrez la porte au changement. En observant vos problèmes et échecs sous l'angle d'un réel trouble neurobiologique et plaçant ces questions dans le contexte plus vaste de forces et de faiblesses plutôt qu'en vous blâmant vous-même, vous y gagnez souvent un grand soulagement. Plutôt que de percevoir vos problèmes comme irréversibles, vous pouvez enfin accepter qui vous êtes et troquer le désespoir contre l'espoir et la critique contre la compassion.

Par l'éducation et un programme de traitement complet, vous pouvez vous créer un environnement TDA plus convivial. Dans un mode de vie TDA convivial, vous misez sur vos forces et vous les laissez prendre le dessus sur vos faiblesses. Adopter un tel mode de vie convivial vous permet d'oublier les erreurs du passé et d'utiliser l'humour pour traverser vos épreuves actuelles en travaillant avec votre trouble plutôt que de toujours lutter contre lui. Cela vous permet de mettre en branle un programme pour rencontrer vos propres besoins et devenir plus productif.

En fin de compte, gardez à l'esprit que le TDA est seulement une partie de qui vous êtes. Ne vous laissez pas définir par votre handicap. Ne soyez pas celui ou celle qui dit qu'il ou elle ne peut pas. Ne laissez pas votre passé définir votre avenir! Croyez vraiment que vous êtes plus que votre TDA et agissez comme quelqu'un qui peut réussir et être heureux. Et, par-dessus tout... laissez l'avenir devenir votre présent et vivez votre rêve!

Patricia O. Quinn, M.D.
Directrice, National Center for Girls and Women with ADHD
Washington, D.C.

Introduction

Cela vous ressemble-t-il? Toute votre vie durant, vous avez éprouvé des difficultés à compléter vos tâches, vous présenter aux rendez-vous à l'heure, garder vos amis et écouter plus que vous ne parliez... et, maintenant, vous savez pourquoi. On vient tout juste de diagnostiquer chez vous le trouble de déficit de l'attention (TDA). Enfin, toutes les pièces du casse-tête s'emboîtent. Maintenant, vous savez pourquoi vous sombrez dans l'ennui quasi instantanément. Maintenant, vous savez pourquoi vous êtes passé d'un emploi à un autre ou d'une relation à une autre en essayant de saisir pourquoi ni les uns ni les autres n'ont jamais «cliqué» pour vous. Mais attendez... votre voyage commence à peine.

Il peut y avoir une foule de questions qui se bousculent dans votre esprit, maintenant qu'on vous a diagnostiqué le TDA. Et maintenant? Quelle est la prochaine étape? À qui devriez-vous parler de votre diagnostic? Comment leur en parler? Quels sont les choix de traitement disponibles? Quelles émotions éprouverez-vous durant ce processus? Vers qui devriez-vous vous tourner pour obtenir du soutien? Ce livre répondra à ces questions et à d'autres. Voyez-le comme votre carte routière du nouveau territoire du TDA. Le voyage peut s'avérer éprouvant, mais aussi enrichissant. Dans les chapitres suivants, vous apprendrez à vivre votre vie à son maximum, même si vous avez tendance à être impulsif et distrait.

Dans le chapitre 1, vous en apprendrez sur les symptômes, les critères du diagnostic et les sous-types de TDA. Vous en découvrirez davantage sur la façon du TDA d'affecter votre qualité de vie et comment ses symptômes changent de l'enfance à la vie adulte. Vous verrez les causes biologiques et génétiques du trouble. Vous découvrirez le rôle de la dopamine et les «fonctions exécutives» du cerveau et comment elles affectent le TDA.

Dans le chapitre 2, vous verrez comment composer votre équipe de traitement : un groupe de cliniciens et d'autres professionnels qui peuvent vous aider avec le diagnostic et le traitement du TDA. Cette équipe comprend des psychiatres, des psychologues, des conseillers et des entraîneurs. Vous découvrirez les différents rôles de chacun de ces professionnels et comment dénicher un médecin qui vous convienne.

Dans le chapitre 3, vous serez informé du processus du diagnostic du TDA. Vous verrez comment peut se dérouler votre première rencontre (ou évaluation) avec votre médecin, les renseignements qu'on peut vous demander de fournir et quels documents apporter avec vous. Vous verrez aussi ce qu'il en est des tests, questionnaires et formulaires que votre médecin pourrait vous demander de remplir, et aussi des avantages et inconvénients de demander un remboursement pour soins médicaux auprès de votre compagnie d'assurances privée. Vous en saurez aussi un peu plus au sujet des émotions que vous pourriez éprouver après avoir obtenu un diagnostic de TDA.

Dans le chapitre 4, vous verrez les différents traitements disponibles pour le TDA et leur efficacité. Les choix de traitement incluent les médicaments, le counseling, l'accompagnement ou coaching et la rétroaction neurologique ou neurofeedback. Le chapitre fournit de l'information relative aux différents types de médicaments qui sont prescrits pour le TDA. Vous découvrirez aussi ce qui distingue le counseling de l'accompagnement.

Dans le chapitre 5, vous explorerez les différents facteurs, comme l'abus de substances, la dépression, l'anxiété et les troubles de l'alimentation, qui se manifestent plus fréquemment quand vous êtes atteint par le TDA. Vous découvrirez les symptômes, comment déterminer que vous avez besoin d'aide et comment obtenir de l'aide pour chacun de ces problèmes.

Dans le chapitre 6, vous aurez de l'information au sujet des changements de mode de vie qui peuvent vous faciliter la vie quand vous souffrez du TDA. Les changements comprennent la réduction du désordre et prendre mieux soin de vous-même. Vous découvrirez une façon simple et gérable de garder votre domicile ou votre bureau organisé. Vous apprendrez à prendre bien soin de vous, tant physiquement qu'émotionnellement avec une nourriture adéquate, assez d'exercice et un bon sommeil.

Dans le chapitre 7, vous verrez comment obtenir du soutien des gens qui vous entourent : votre mari/votre épouse ou votre partenaire, vos enfants, d'autres membres de la famille et vos amis/amies. Vous découvrirez comment parler du TDA à votre famille et à vos amis/amies. On vous présentera aussi les avantages et inconvénients de différents types de groupes de soutien, dont le soutien en ligne.

Dans le chapitre 8, vous serez informé d'accommodements qui peuvent rendre votre journée de travail plus facile et plus productive. On vous présentera aussi les avantages et inconvénients qu'il y a à révéler votre diagnostic de TDA à votre employeur. Vous découvrirez les caractéristiques des emplois dans lesquels excellent les gens ayant le TDA.

Après avoir lu au sujet des défis du TDA, il est bon de découvrir aussi les aspects positifs de votre personalité. Dans le chapitre 9, vous verrez comment les gens ayant le TDA tendent à être plus créatifs et à «penser hors des sentiers battus», et comment utiliser vos capacités et talents pour améliorer votre milieu de vie et le monde qui vous entoure.

Dans les chapitres, vous entendrez parler de gens tout à fait comme vous qui font l'expérience du TDA, qui l'affrontent et qui vivent avec le trouble avec succès. Vous entendrez parler aussi de professionnels spécialistes du TDA. À la fin du livre, vous trouverez de l'information relative à des ressources qui vous aideront à approfondir votre connaissance du TDA. Bonne chance dans votre nouvelle aventure !

CHAPITRE 1

VUE D'ENSEMBLE DU TDA

Depuis le diagnostic de TDA, vous vous souvenez peut-être avec plus d'acuité encore combien vous vous êtes toujours senti comme si vous n'étiez pas à votre place. Il se peut même que vous ayez eu ce sentiment depuis votre tendre enfance. Vous sembliez toujours un pas ou deux derrière tous les autres. À l'école primaire, vous ne remettiez jamais votre travail à temps. Quand vous ouvriez votre pupitre, les papiers s'envolaient. Dans vos bulletins, vos institutrices/instituteurs inscrivaient des commentaires comme «ne travaille pas selon son potentiel» ou «parle quand ce n'est pas son tour». Quand vous jouiez à des jeux avec vos amis, vous oubliiez à qui c'était le tour. Vous interrompiez vos amis et agissiez de façon plus farfelue qu'eux... ce qui vous faisait perdre des amis.

En vieillissant, vous avez continué à vous débattre à l'école, puis vous vous êtes retrouvé à sécher des cours et, peut-être même, décrocher. Les gens vous disent toujours que votre travail n'est pas à la hauteur de votre potentiel. Vous avez eu une série de relations qui ont échoué, surtout à cause de vos dépenses irréfléchies et de vos difficultés à rester monogame. Vous buvez plus que vous ne devriez, parce que cela aide à ralentir votre cerveau et à vous sentir plus à l'aise dans les situations sociales. Vous avez écopé aussi de plusieurs contraventions pour excès de vitesse et on a pu suspendre votre permis de conduire parce que vous aviez oublié de payer les amendes. Cela vous paraît-il familier? Vous n'êtes pas le seul à avoir vécu de tels problèmes. Dans le reste de ce chapitre, vous en apprendrez plus sur le déficit d'attention et comment il affecte votre vie et la vie de millions d'autres tout comme vous.

QU'EST-CE QUE LE TDA?

Le *trouble de déficit de l'attention* (TDA) est un trouble génétique et biologique qui affecte 4,4 % de la population des États-Unis (Kesselr *et al.*, 2005) (et de 3 à 5 % de la population en général *Documents CSSMI-Nadine Lebel-Sansoucy,* 2011). Le TDA est transmis par les gènes hérités de vos parents. Si vous souffrez du TDA, il y a 75 % de chances qu'au moins un de vos parents vous en ait transmis les gènes (Rietveld *et al.*, 2004).

Il n'y a rien que vous ayez fait (ou n'ayez pas fait) pour «avoir» le TDA. Vous êtes né avec les gènes du trouble. De même, si votre enfant en est affecté, il n'y a rien que vous ayez fait pour le «provoquer». Chose intéressante, plusieurs adultes découvrent qu'ils souffrent du TDA après que leur enfant a été diagnostiqué. Ils réalisent que le comportement de leur enfant ressemble étrangement au leur quand ils étaient jeunes.

Les scientifiques ont identifié plusieurs gènes associés au TDA (Guan *et al.*, 2009). On a découvert aussi des centaines de variations génétiques chez les enfants atteints. Ces variations ne se trouvent chez aucun autre enfant (Elia *et al.*, 2010). Au vu des progrès récents de la science, on s'attend à ce que plus de gènes et de variations reliés au TDA soient identifiés chaque année.

Quoique certaines personnes puissent douter du bien-fondé du TDA, c'est un trouble grave et très réel. Les adultes souffrant du TDA ont un statut socio-économique significativement plus bas, un taux de réussite scolaire inférieur et des frais médicaux plus élevés que leurs pairs qui n'en souffrent pas (Kleinman *et al.*, 2009 ; Bernfort, Nordfeldt et Persson, 2008). Les adultes ayant le TDA adoptent aussi des comportements plus à risque (comme le jeu), ont un taux d'abus de substances plus élevé et ont plus d'accidents de voiture (Breyer *et al.*, 2009 ; Wilens et Upadhyaya, 2007). Ils ont aussi un taux plus élevé de naissances non planifiées et d'infections transmises sexuellement par rapport aux personnes ne souffrant pas du TDA (Flory *et al.*, 2006 ; Barkley *et al.*, 2005).

Les adultes souffrant du TDA ont aussi plus de chances d'être sans emploi. Une étude a révélé que seulement 24 % des adultes ayant le TDA avaient un emploi, par rapport à 79 % chez les adultes non affectés. Ce taux d'emploi croît avec le traitement des symptômes (Halmey *et al.*, 2009).

Termes et types de TDA

Vous avez probablement entendu les termes « TDA » et « TDAH » utilisés pour décrire un mode persistant d'inattention et d'impulsivité. Le terme clinique juste est « trouble de déficit de l'attention avec hyperactivité » (TDAH), même si vous êtes seulement en déficit d'attention, sans être hyperactif. Néanmoins, le terme « TDA » est plus fréquemment utilisé par le public en général. Par conséquent, j'utiliserai le terme « TDA ».

Le guide ou le livre qui répertorie les symptômes officiels du TDA a pour titre *Diagnostic and Statistical Manual fo Mental Disorders* (DSM-V). Publié par l'American Psychiatric Association (APA), ce manuel est « l'étalon or » que les cliniciens utilisent pour diagnostiquer le TDA. Dans la version la plus récente du guide, le DSM-V-TR (APA, 2013), on utilise le terme « TDAH ». Comme l'appellation pour désigner le trouble, les symptômes et autres critères de diagnostic se sont modifiés avec les années. Vous en apprendrez plus sur l'histoire du TDA plus loin dans ce chapitre.

Selon les critères courants de diagnostic, il existe trois sous-types de TDA : déficit d'attention, hyperactif/impulsif et combiné (APA, 2000).

SYMPTÔMES DU SOUS-TYPE DÉFICIT D'ATTENTION

Pour satisfaire aux critères du *sous-type déficit d'attention* du TDA, vous devez manifester au moins six des neuf symptômes de déficit d'attention.

- Distractivité

- Désorganisation

- Difficulté à accorder de l'attention aux détails ; faire des erreurs d'inattention

- Perte de mémoire

- Difficulté à se concentrer ou à être attentif dans l'exécution des tâches

- Difficulté à suivre des instructions et ne pas compléter les tâches

- Éviter les tâches qui exigent un effort mental soutenu

- Perdre souvent des objets

- Ne pas sembler écouter quand on lui parle

SYMPTÔMES DU SOUS-TYPE HYPERACTIF/IMPULSIF

Pour satisfaire aux critères du *sous-type hyperactif/impulsif* du TDA, vous devez manifester au moins six des neuf symptômes hyperactif/impulsif.

- Un sentiment d'être « gonflé à bloc » ou d'agir comme si « on était actionné par un moteur »

- Ne pas tenir en place ou s'agiter sur son siège

- Difficulté à attendre son tour ou à faire la queue

- Interrompre ou déranger les autres

- Quitter son siège malgré la consigne de demeurer assis

- Laisser échapper la réponse avant que la question ne soit complétée

- Difficulté à jouer ou à participer calmement à des activités de loisir

- Parler excessivement

- Courir partout ou grimper sans arrêt

SYMPTÔMES DU SOUS-TYPE COMBINÉ

Si vous manifestez au moins six des neuf symptômes du sous-type déficit d'attention et au moins six des neuf symptômes du sous-type hyperactif/impulsif, vous correspondez alors aux critères du *sous-type combiné* du TDA.

CRITÈRE ADDITIONNEL DE DIAGNOSTIC

Le critère de diagnostic du TDA stipule que vous devez aussi souffrir d'un *trouble* résultant de ces symptômes. Cela signifie que les symptômes de TDA doivent affecter de façon significative votre qualité de vie. Vous devez aussi avoir de la difficulté avec ces symptômes dans au moins deux des cadres suivants : maison, école/travail et milieux sociaux.

En outre, selon le critère de diagnostic, les symptômes de TDA doivent avoir été présents avant l'âge de sept ans. Toutefois, si vous ou les membres de votre famille ne vous souvenez pas de comportements hyperactifs ou de déficit d'attention avant l'âge de sept ans, vous pouvez toujours satisfaire à tous les critères du trouble. Dans une étude, Kieling et ses collègues (2010) ont découvert que seulement 50 % des adultes ayant le TDA se rappelaient avoir eu des symptômes avant l'âge de 7 ans, mais 99 % rapportaient avoir eu des symptômes à 16 ans.

Il est normal pour les adultes ayant le TDA d'éprouver de la difficulté à se souvenir d'événements de leur enfance. Étant déjà plus sujet à la distraction, comment donc pourriez-vous vous rappeler ce que vous avez fait en première année ? Vos seuls souvenirs d'enfance peuvent être des événements dramatiques, comme avoir un vilain accident de bicyclette ou avoir été ridiculisé devant votre classe à l'école primaire. Vous pouvez aussi vous souvenir d'événements excitants, comme vos fêtes d'anniversaire ou la première fois que vous avez roulé à bicyclette sans roues d'entraînement.

En ce qui a trait aux événements dont vous vous rappelez, demandez-vous si ces souvenirs peuvent être liés à un comportement impulsif ou distrait. Demandez aussi aux membres de votre famille s'ils se souviennent du genre d'enfant que vous étiez. Le TDA étant héréditaire, ne soyez pas surpris si les membres de votre famille ont de la difficulté aussi à se rappeler votre enfance!

Causes et histoire du TDA

Comme vous l'avez lu au début du chapitre, le TDA est un trouble génétique et biologique. Toutefois, l'idée persiste à l'effet que, d'une manière ou d'une autre, les gens sont les instigateurs de leur trouble, ou qu'ils sont simplement «paresseux». Néanmoins, le fait que le TDA soit héréditaire et biologique est de plus en plus crédible et validé, grâce en particulier à l'amélioration de la technologie médicale. Le TDA est causé par divers facteurs biologiques, dont des difficultés avec les fonctions exécutives du cerveau et de faibles taux de dopamine. Dans ce qui suit, vous en apprendrez plus sur ces différences biologiques du cerveau affecté par le TDA.

Ce que nous désignons de nos jours par «TDA» était identifié autrefois par un «défaut de contrôle moral» (Still, 1902). Plus tard, il fut qualifié de *dysfonctionnement minimal du cerveau* parce que des enfants présentaient des symptômes d'impulsivité et d'hyperactivité sans présenter aucun signe de blessure ou de dommage au cerveau. Dans les années 1950, le trouble prit le nom de *trouble hyperkinétique des impulsions*. Dans les années 1960, le terme changea pour *syndrome d'hyperactivité chez l'enfant* et, dans le DSM-II (APA, 1968), il devint *réaction hyperkinétique de l'enfance*. Dans le DSM-III

(APA, 1980), on l'appelait *trouble du déficit de l'attention* pour refléter le fait que les symptômes n'étaient pas seulement le résultat d'une «réaction» du cerveau à quelque chose, tel que sous-entendu dans l'appellation précédente. C'est aussi à ce moment que les sous-types firent leur apparition : avec hyperactivité et sans hyperactivité. Ensuite, dans le DSM-III-R (APA, 1987), le trouble devint *trouble de déficit de l'attention/hyperactivité*. Depuis le DSM-IV (APA, 1994), l'appellation du trouble est maintenant *trouble de déficit de l'attention et hyperactivité*.

Vous vous demandez peut-être pourquoi vous lisez l'historique du TDA. Il est important d'être conscient que les symptômes de TDA existent depuis longtemps, même si l'appellation actuelle (TDA) est relativement récente. Au fil du temps, l'appellation a changé pour refléter la preuve croissante selon laquelle le TDA est un trouble biologique. Personne ne «choisit» de souffrir du TDA ou ne «l'attrape» à cause d'un mauvais parentage... c'est quelque chose avec lequel on naît.

LE TDA CHEZ LES ADULTES

On ne se «défait» pas du TDA en vieillissant, comme il était courant de le croire autrefois. Environ 50 % des enfants affectés par le TDA conservent des symptômes à l'âge adulte (Wilens, 2004). En regardant plus haut les symptômes de TDA, vous avez sans doute remarqué que beaucoup d'entre eux s'appliquent aux comportements des enfants. En vieillissant, vos symptômes de TDA se modifient. Vous êtes probablement moins impulsif que lorsque vous étiez enfant. La raison en est que, même si votre cerveau gagne en maturité avec l'âge, il ne fonctionne jamais vraiment de la même façon qu'un cerveau sans le TDA (McAlonan *et al.*, 2009)

Symptômes du TDA chez les adultes

Voici certains symptômes qui ne font pas partie des critères du DSM-IV-TR, mais qui se manifestent plus fréquemment chez les adultes ayant le TDA.

- Mettre trop d'activités à votre horaire
- Établir de nombreuses listes de choses à faire et ne jamais les utiliser
- Écoper de nombreuses contraventions pour excès de vitesse
- Avoir l'impression de ne pas exploiter votre plein potentiel
- Remettre à plus tard de façon chronique
- Se mettre en colère rapidement
- Avoir un sentiment d'agitation intérieure
- Avoir de la difficulté à se faire et à garder des amis
- Avoir de la difficulté à gérer l'argent
- Avoir une faible estime de soi
- Détester tant la circulation routière que vous ferez un long détour pour l'éviter
- Interrompre les gens
- Perdre plusieurs emplois
- Changer d'emplois fréquemment

- Être réprimandé au travail pour «négligence» ou pour n'avoir pas suivi les règles
- Avoir de la difficulté à appliquer les règles «non écrites» du milieu de travail
- Parler plus fort que les autres dans un contexte social

La plupart des gens manifesteront certains de ces symptômes à un moment ou à un autre de leur vie. La différence est que les gens souffrant du TDA éprouvent ces symptômes plus fréquemment, plus intensément et plus longtemps (durée) que les gens non affectés par ce trouble. En outre, quand les gens ayant le TDA ont ces symptômes, ceux-ci nuisent à leur vie. Comme vous pouvez le constater, le TDA n'affecte pas seulement le travail et la performance scolaire : il peut aussi avoir des effets nuisibles sur votre vie privée et votre vie sociale.

Fonctions exécutives du cerveau

Les gens ayant le TDA éprouvent des problèmes avec les processus du cerveau dits *fonctions exécutives*. Celles-ci sont assurées par les lobes frontaux du cerveau et comprennent des tâches comme traiter l'information, entreprendre des tâches, réguler l'humeur, planifier le comportement à venir et tirer des leçons des conséquences (Brown, 2009 ; Barkley, 2005). Cela signifie que les gens affectés par le TDA ont de la difficulté à être assez motivés pour amorcer et donner suite aux tâches, qu'ils se frustrent plus facilement et ne semblent tout simplement pas apprendre de leurs erreurs.

On peut vous avoir dit dans le passé : «Tu es brillant. Pourquoi ne peux-tu terminer ce projet (arriver à temps, apprendre de tes erreurs)?» Cela dit, même les adultes ayant le TDA et un QI élevé éprouvent vraiment plus de difficulté avec les fonctions exécutives que les adultes non affectés par le trouble (Antshel *et al.*, 2010).

Il existe aussi des différences biologiques dans le cerveau des gens ayant le TDA (Yacubian et Buchel, 2009). Chez les enfants affectés par le trouble, il y a une rupture de connexion entre le cortex frontal du cerveau, qui régule l'attention, et les zones de visualisation du cerveau. Cette différence ne se manifeste pas chez les enfants n'ayant pas le TDA. Cela veut dire que la façon de prêter attention est biologiquement différente chez ceux qui ont le TDA (Mazaheri *et al.*, 2010).

Motivation

Le TDA n'est pas tant un problème d'attention qu'un problème de motivation. Le cerveau affecté par le TDA ne s'anime pas autant à l'idée d'une récompense que celui qui n'est pas affecté. Votre cerveau ne peut simplement pas être motivé à poursuivre ou terminer des tâches... ni être motivé à «changer de vitesse» quand il trouve quelque chose d'intéressant. En partie, cela peut être dû à ce que le cerveau affecté par le TDA recèle un faible taux du *neurotransmetteur* appelé la dopamine (Volkow *et al.*, 2009). Les neurotransmetteurs sont des substances chimiques du cerveau qui transmettent les signaux d'un *neurone*, ou cellule nerveuse, à un autre. C'est ainsi que les neurones communiquent les uns avec les autres. S'il y a des problèmes de communication entre les neurones, le cerveau ne fonctionne pas efficacement. Ce qui signifie que les centres de gratification et de motivation du cerveau ne reçoivent pas autant de stimulation qu'ils le devraient, causant de l'inattention et de l'hyperactivité. L'imagerie médicale montre même que, durant l'exécution de tâches, il y a réduction de l'activité dans les centres de motivation du cerveau affecté par le TDA, si on le compare à un cerveau non affecté.

Quand votre taux de dopamine est faible, le cerveau tentera de trouver un moyen pour le ramener à la «normalité». Les activités qui haussent le taux de dopamine incluent l'adoption de comportements téméraires ou impulsifs, comme l'usage de drogues illégales. Dans le chapitre 5, vous en apprendrez plus sur ces questions et ces risques accrus qui peuvent coexister avec un diagnostic de TDA. Il existe un moyen contrôlé d'élever le taux de dopamine: en prenant, sous prescription, un médicament contre le TDA. Vous en saurez plus sur la médication dans le chapitre 4.

RÉSUMÉ

Dans ce chapitre, vous avez découvert que les adultes et les enfants peuvent ne pas manifester les symptômes du TDA de la même façon. Vous avez aussi appris que ce trouble est génétique et biologique ; il affecte la façon de communiquer des neurones du cerveau et la façon de traiter l'information. Vous avez appris qu'il y a des fonctions exécutives du cerveau et combien les difficultés avec ces fonctions peuvent engendrer de l'impulsivité et de la distraction. Vous avez appris que le TDA est vraiment un problème de motivation... lequel, en partie, peut être dû à un taux faible de dopamine, un neurotransmetteur du cerveau.

Il est important de se rappeler que tous sur cette planète ont hérité de quelque chose... si ce ne sont pas les gènes du TDA, ce sont alors ceux du diabète, ou de maladies cardiaques, ou divers autres troubles. Il arrive tout simplement que votre « affaire » est le TDA. La bonne nouvelle, c'est que des professionnels spécialisés dans le traitement du TDA sont disponibles. Dans le chapitre 2, vous apprendrez comment trouver des médecins, des conseillers et d'autres professionnels qui peuvent le mieux vous aider à cheminer dans ce nouveau voyage à travers le territoire du TDA.

CHAPITRE 2

TROUVER UNE ÉQUIPE DE TRAITEMENT

On a probablement déjà diagnostiqué votre TDA, mais que vous ayez déjà un diagnostic ou que vous vouliez une évaluation, il est utile d'avoir une équipe de professionnels en santé mentale pour vous épauler. Dans ce chapitre, vous découvrirez le concept d'équipe de traitement et les différents types de cliniciens qui traitent le TDA. Vous verrez comment obtenir une référence ou une recommandation pour consulter un médecin qui se spécialise en TDA, faire une recherche avant de prendre un rendez-vous et prendre une décision à savoir si vous incluez cette personne dans votre équipe.

QU'EST-CE QU'UNE ÉQUIPE DE TRAITEMENT

Une *équipe de traitement* est un groupe de cliniciens qui vous aident avec votre diagnostic et votre traitement du TDA. Elle comprend des

cliniciens qui prescrivent une médication, procèdent à des évaluations et à des tests et utilisent la thérapie de la parole (counseling).
Alors que vous envisagez peut-être de traiter votre TDA seulement
à l'aide de médicaments ou de counseling, il serait peut-être avisé
d'essayer une combinaison des deux. Les recherches démontrent
que le traitement le plus efficace peut être une combinaison de
médication et de thérapie (Jensen, 2009 ; Weiss *et al.*, 2008). Vous en
saurez plus sur les options de traitement dans le chapitre 4.

Cliniciens d'ordonnance

Il y a différents types de cliniciens qui peuvent prescrire une
médication pour le TDA : les psychiatres, les médecins de première
ligne, les infirmières/infirmiers cliniciens autorisés et des auxiliaires
médicaux ou adjoints au médecin. Ces cliniciens sont décrits plus
loin et ils apparaissent selon l'ordre du traitement médical reçu, du
plus important au moins important. Tous les cliniciens qui suivent
peuvent être trouvés dans chacune des 10 provinces et dans les trois
territoires du pays.

PSYCHIATRES

Les psychiatres sont issus d'une école de médecine, ont complété un internat et une résidence, et ont acquis une formation
supplémentaire en santé mentale. Ce sont les cliniciens les plus
qualifiés eu égard aux connaissance psychiatriques et aux années
de formation. Tandis que, autrefois, les psychiatres utilisaient surtout la thérapie de la parole et le counseling, ils sont maintenant
plus enclins à prescrire une médication. En partie, c'est à cause des
nombreux autres types de cliniciens qui se spécialisent en thérapie
de la parole, sans pouvoir prescrire de médicaments. Néanmoins,

certains psychiatres peuvent toujours rencontrer des patients pour un alliage de traitement médicamenteux et de thérapie de la parole.

MÉDECINS DE PREMIÈRE LIGNE

Un médecin de première ligne est habituellement la personne de «premier recours» que vous consultez quand vous avez des problèmes de santé. Idéalement, c'est votre médecin de famille omnipraticien. Il a complété sa formation en médecine, l'internat et la résidence, et il a suivi des heures supplémentaires en formation. Un patient a plus de chances de consulter un médecin de première ligne qu'un spécialiste en santé mentale, en raison de la stigmatisation liée à la consultation de cliniciens en santé mentale que certains peuvent ressentir.

Votre médecin de famille peut vous référer à un psychiatre ou à un autre clinicien en santé mentale pour un diagnostic et un traitement du TDA, ou il peut se sentir à l'aise de vous prescrire un médicament. Alors qu'il est recommandé de trouver un spécialiste en TDA, il y a certainement beaucoup d'omnipraticiens qui ont étudié le TDA et d'autres troubles de la santé mentale.

INFIRMIÈRES/INFIRMIERS CLINICIENS AUTORISÉS

Les infirmières/infirmiers cliniciens autorisés sont des professionnels qui ont une scolarisation et des années de formation additionnelles. Ils ont au moins un diplôme universitaire. Ils ont une formation en psychiatrie et certains ont aussi choisi de compléter une formation certifiée en psychiatrie adulte. Les infirmières/infirmiers cliniciens peuvent prescrire tous les médicaments utilisés en psychiatrie, mais il est nécessaire qu'un médecin cosigne les prescriptions de stimulants. Dans le chapitre 4, vous aurez plus d'information sur les stimulants.

Les auxilliaires médicaux ou adjoints au médecin doivent avoir au moins un baccalauréat. Toutefois, la plupart des programmes exigent désormais au moins une maîtrise. Les auxiliaires doivent aussi compléter leur formation par des heures supplémentaires. Ils peuvent prescrire des médicaments psychiatriques, mais toutes les prescriptions doivent être cosignées par un médecin.

Cliniciens non autorisés à prescrire des médicaments

Il existe d'autres cliniciens spécialisés dans le TDA, qui font des évaluations du TDA, procèdent à des tests et peuvent aussi vous aider par la thérapie de la parole ou le counseling. Ces cliniciens non autorisés à prescrire de médicaments comprennent les psychologues et les conseillers professionnels diplômés, les travailleurs sociaux et les thérapeutes conjugaux et familiaux agréés. Beaucoup de gens affectés par le TDA souffrent aussi d'anxiété et de dépression. Parler de ces problèmes et découvrir de nouvelles stratégies pour les gérer peut vous aider à mener une vie plus heureuse et plus productive. Les cliniciens peuvent être trouvés partout au pays.

PSYCHOLOGUES

Les psychologues doivent obtenir un doctorat (Ph. D.) et avoir complété une formation supplémentaire. Les psychologues ne prescrivent pas de médicaments. Il existe différents types de psychologues, comme les psychologues en counseling, les psychologues cliniciens et les neuropsychologues. Votre clinicien peut vous référer à un neuropsychologue pour une évaluation et des tests qui aideront à formuler un diagnostic. Plus d'informations sur les évaluations et les tests seront données dans le chapitre 3.

CONSEILLERS PROFESSIONNELS DIPLÔMÉS

Les conseillers professionnels diplômés ou conseillers en santé mentale diplômés détiennent au moins une maîtrise et des heures additionnelles de formation après l'obtention de leur diplôme. Les conseillers peuvent faire des évaluations, procéder à des tests et pratiquer des thérapies de la parole.

TRAVAILLEURS SOCIAUX CLINICIENS DIPLÔMÉS

Les travailleurs sociaux cliniciens diplômés détiennent au moins une maîtrise et ils ont complété des heures supplémentaires de formation. Ils peuvent faire des évaluations, procéder à des tests et pratiquer des thérapies de la parole. Ces professionnels tendent à avoir plus de formation en services sociaux que les autres cliniciens.

THÉRAPEUTES CONJUGAUX ET FAMILIAUX AGRÉÉS

Les thérapeutes conjugaux et familiaux agréés ont au moins une maîtrise. Ils ont aussi une formation additionnelle en techniques et thérapies qui peuvent vous aider à vous sentir mieux avec votre famille et dans votre relation amoureuse. Ce type de thérapie de la parole et de counseling est particulièrement important pour les couples et les familles dans lesquels une personne, ou plus, est affectée par le TDA. Il tend à y avoir plus de conflits dans les familles avec TDA que dans les familles sans TDA, à cause de la frustration, des difficultés et de l'impulsivité dont le TDA est la source.

COMMENT TROUVER UN SPÉCIALISTE EN TDA

Rappelez-vous : ce n'est pas parce qu'un clinicien est spécialisé en TDA que cela fera de lui le meilleur clinicien pour vous. Le clinicien qui vous «convient» est celui qui écoute vos problèmes, répond à vos questions au meilleur de ses connaissances, respecte vos droits comme patient, vous fait ses recommandations et vous parle de ce qui l'inquiète. Cela dit, vous devez d'abord trouver un clinicien spécialisé en TDA.

Si vous avez un ami ou un membre de la famille qui est affecté par le TDA, vous pouvez lui demander qui il voit pour ses traitements. Même si ce clinicien ne vit pas dans votre ville, vous pouvez le contacter pour lui demander qui il vous recommande dans votre région. Vous pouvez aussi demander une référence à votre médecin de famille, ou vous pouvez même découvrir que celui-ci a une formation supplémentaire en TDA.

Pour plus d'informations sur des personnes auxquelles faire référence ou sur des personnes recommandées, adressez-vous à des groupes de soutien du TDA, comme le Regroupement des associations de parents PANDA du Québec (PANDA) et l'Association québécoise des troubles d'apprentissages (AQETA). Il peut y avoir de tels groupes de soutien dans votre région auprès desquels vous pouvez obtenir de l'information sur des personnes référées et, peut-être même, rencontrer des cliniciens spécialisés en TDA. Vous pouvez aussi obtenir de l'information sur des personnes référées ou recommandées dans des forums en ligne comme Forum-Depression.com, qui est un espace d'entraide pour lutter contre la dépression et les pathologies associées, dont le TDA. À la fin du livre, dans la section Ressources, vous trouverez l'information nécessaire pour contacter PANDA, l'AQETA et les forums.

Il m'a fallu attendre jusqu'à ce que j'aie eu plus de 40 ans pour qu'on diagnostique que je souffrais du TDA. Quand, après une courte recherche en ligne, j'ai soupçonné avoir besoin d'aide, la première chose que j'ai faite a été de chercher un psychiatre. Dans les universités locales, on était trop occupé, mais l'une d'elles m'a référé à un psychiatre qui avait de l'expérience avec les adultes atteints du TDA. Il a posé son diagnostic de TDA en utilisant les critères du DSM, mais il m'a aussi transféré à un neuropsychologue pour des tests, afin de confirmer son diagnostic.

Terry

CHOISIR UN SPÉCIALISTE EN TDA

Si vous remplissez une demande d'indemnisation de frais médicaux et que vous voulez choisir un clinicien dans le réseau de professionnels de la santé de votre compagnie d'assurance, soyez conscient de ce qu'un spécialiste en TDA dans votre région peut ne pas faire partie du réseau de votre assureur. Cela dit, vous êtes peut-être prêt à payer un peu plus cher pour avoir l'occasion de consulter un professionnel à l'extérieur du réseau. Consultez le chapitre 3 pour les problèmes reliés à votre vie privée quand vous remplissez une demande d'indemnisation de frais médicaux auprès d'une compagnie d'assurances.

Faites votre recherche

Avant de téléphoner pour prendre rendez-vous avec un clinicien, procédez à votre petite enquête personnelle sur l'Internet. Il est possible de trouver de nombreux bottins auprès des différents ordres et associations de professionnels en santé mentale. Ces bottins vous assurent des qualifications et des autorisations cliniques et du dossier clinique des cliniciens. Vous pouvez aussi chercher le site Web du clinicien grâce à votre moteur de recherche. Vous pouvez trouver des articles que le clinicien a écrits, des prix qu'il a reçus et des sites où il est mentionné comme clinicien. Vous pouvez même faire une recherche en utilisant le sigle TDA auquel vous joignez le nom du clinicien pour voir, spécifiquement, ce qu'il a fait dans le domaine.

Les avantages d'une pratique de groupe

Certains bureaux de cliniciens, appelés pratiques de groupe, ont des psychiatres, des psychologues, des infirmiers/infirmières cliniciens autorisés, des conseillers professionnels diplômés et des travailleurs sociaux cliniciens diplômés qui travaillent à la même adresse. Il y a même des cliniques dont tous les cliniciens sont spécialisés en TDA. Un des avantages de la pratique de groupe, c'est que, si vous voyez plus d'un clinicien du bureau, vos dossiers sont centralisés dans ce bureau. En outre, si vous signez un formulaire d'autorisation d'accès au dossier permettant à vos cliniciens d'échanger sur votre cas entre eux, ce sera plus efficace si vos cliniciens travaillent dans le même bureau. De plus, d'habitude, les cliniciens d'un même bureau ont un mode de relations de travail établi et peuvent communiquer plus efficacement sur vos soins que des cliniciens qui ne se connaissent pas.

Téléphoner pour prendre rendez-vous avec un clinicien

Une fois que vous avez reçu une recommandation ou une référence, et que vous avez fait votre recherche, le temps est venu de téléphoner au bureau du clinicien pour un rendez-vous. Quand vous téléphonez au bureau, précisez que vous désirez un rendez-vous pour un nouveau patient. Dites-leur aussi que vous pensez souffrir du TDA. C'est à vous de décider si vous voulez révéler d'autres informations. Cela dit, plus vous fournissez d'informations, plus le personnel peut vous aider. Le personnel du bureau voudra peut-être vous faire parvenir des documents. L'exception à la règle de téléphoner au bureau de votre clinicien pour prendre rendez-vous est celle-ci : si votre police d'assurance médicale exige que vous obteniez une référence et un rendez-vous *via* votre médecin de famille. Lisez votre police d'assurance pour plus d'information.

Quand vous téléphonez au bureau d'un clinicien pour prendre rendez-vous, vous découvrirez peut-être que le premier rendez-vous disponible n'aura pas lieu avant deux, trois, voire six mois. Pour obtenir un rendez-vous plus tôt, demandez au personnel s'il y a une *liste en attente d'annulations*. C'est-à-dire que, si un patient annule son rendez-vous, on peut vous téléphoner pour vous inscrire au rendez-vous à sa place. Cela signifie aussi que vous pourriez devoir vous présenter à court préavis mais, si cela vous est possible, cela peut faire toute la différence entre obtenir un rendez-vous dans quelques mois ou quelques semaines.

Le personnel vous dira peut-être que, quoique le clinicien ne prenne plus de nouveaux patients, un autre clinicien du bureau (tel un psychiatre, une infirmière/infirmier clinicien autorisé ou un psychologue) peut vous recevoir.

Vous voudrez peut-être poser les questions qui suivent concernant le professionnel.

- Quelle formation ce clinicien a-t-il en TDA?
- Depuis combien de temps pratique-t-il?
- Depuis combien de temps traite-t-il le TDA?
- Quelle est l'opinion du clinicien sur la médication?
- Prescrit-il/elle des médicaments pour le TDA?

Connaissez vos droits comme patient

Quand vous prenez rendez-vous avec un médecin, vous avez certains droits comme patient. Vous trouverez ci-dessous la liste de vos droits.

- Le droit de voir vos graphiques et d'avoir une copie de votre dossier.
- Le droit à la confidentialité de votre dossier, avec quelques exceptions légales.
- Le droit d'être traité avec respect.
- Le droit de connaître vos options de traitement.
- Le droit de prendre les décisions en ce qui concerne vos propres soins.
- Le droit de chercher un autre avis médical.
- Le droit d'être informé des coûts associés à la visite.
- Le droit de poser des questions sur les traitements disponibles, dont leur coût et leur efficacité.

- Le droit de discuter avec votre médecin de tout problème ou toute plainte.

- Le droit de loger un grief si vous sentez que votre problème ou votre plainte n'a pas été traité adéquatement.

- Le droit de cesser le traitement à tout moment, sauf si vous êtes involontairement hospitalisé.

Comment savoir si vous avez une bonne relation médecin-patient

Quand vous avez une bonne communication avec votre médecin, vous avez plus de chance de mener à terme votre traitement (Haskard Zolnierek et DiMatteo, 2009). Voici quelques indices qui démontrent que vous avez une bonne relation avec votre médecin.

- Vous vous sentez à l'aise de poser des questions.

- Vous sentez que vous pouvez être franc et ouvert avec votre médecin.

- Vous vous sentez à l'aise et vous avez confiance dans le personnel du bureau.

- Vous sentez que votre médecin vous écoute et prend le temps d'entendre ce qui vous préoccupe.

- Vous vous sentez à l'aise de suggérer des traitements nouveaux ou alternatifs à votre médecin.

- Vous vous sentez à l'aise de téléphoner au bureau de votre médecin pour une question de santé urgente.

- On retourne les appels et les messages dans un délai raisonnable.

Se préparer au rendez-vous

Comme les gens ayant le TDA ont de la difficulté à se souvenir des rendez-vous, demandez si le bureau du clinicien peut téléphoner pour vous rappeler votre rendez-vous la veille de la date fixée. En outre, imprimez une carte du trajet à suivre depuis votre domicile jusqu'au bureau du clinicien pour vous assurer d'y être à l'heure. Certains bureaux de clinicien reporteront votre rendez-vous à une date ultérieure si vous avez un retard de 15 minutes, parce que le retard d'un client à son rendez-vous décale tous les autres rendez-vous de la journée.

RÉSUMÉ

Dans ce chapitre, vous avez été informé concernant les différents types de cliniciens en santé mentale qui sont disponibles
pour vous comme parties intégrantes de votre traitement. Il
y a des cliniciens qui peuvent prescrire des médicaments, de
qui vous pourrez obtenir une ordonnance de médicaments
contre le TDA, et des cliniciens qui ne prescrivent pas de
médicaments, mais qui pratiquent des thérapies de la parole
ou du counseling. Vous avez appris aussi où chercher une
recommandation ou une référence pour un clinicien, comment chercher plus d'informations sur un clinicien et comment prendre un rendez-vous. Dans le prochain chapitre, je
vous parlerai du processus d'évaluation et de diagnostic que
suivent les cliniciens en santé mentale pour déterminer si
vous souffrez du TDA.

CHAPITRE 3

DIAGNOSTIC

Dans le chapitre 2, vous avez rencontré les divers types de cliniciens qui traitent le TDA et comment obtenir un premier rendez-vous ou une première évaluation. Dans ce chapitre, on parlera de ce qui constituera peut-être ce rendez-vous. Vous saurez quoi y apporter avec vous et découvrirez les problèmes que l'on peut rencontrer lorsqu'on loge une demande d'indemnisation pour le rendez-vous auprès d'une compagnie d'assurances. En outre, vous découvrirez en quoi consiste une évaluation du TDA, incluant les questions que le médecin peut poser et les tests que vous devrez peut-être faire. Vous verrez aussi l'importance de connaître les antécédents en santé mentale de votre famille. Finalement, on abordera les sentiments que vous pouvez éprouver après un diagnostic de TDA.

Quand vous assisterez à votre premier rendez-vous avec le clinicien, cela peut être très semblable à ce que décrit ce chapitre. Ou très différent. Gardez à l'esprit que chaque clinicien a son propre style, ou manière de procéder à une évaluation du TDA. Peu importe la nature des questions que vous avez sur le processus d'évaluation, posez-les. Les bons cliniciens encouragent les questions et ils répondent aux questions de leurs clients avec respect.

AVANT LE RENDEZ-VOUS

Vous pouvez avoir une kyrielle de questions et d'inquiétudes avant même de mettre le pied dans le bureau du clinicien. C'est tout à fait normal. Vous vous demandez peut-être combien de temps durera le rendez-vous et quels documents vous devriez apporter avec vous. Vous vous demandez peut-être aussi si vous devriez loger une demande d'indemnisation auprès de votre assureur médical.

Combien de temps l'évaluation durera-t-elle?

Si vous allez chez un clinicien spécialisé dans les troubles de santé mentale (psychiatre, infirmière clinicienne, conseiller ou psychologue), la durée typique de votre premier rendez-vous sera d'une heure à une heure et demie environ. La durée du rendez-vous dépend du type de clinicien rencontré et de sa manière d'organiser les rendez-vous des nouveaux patients.

Qui amener (ou ne pas amener) avec vous

Si vous avez le TDA, votre famille et vos amis peuvent être les plus aptes à juger de la gravité de vos symptômes (Quinlan, 2000). Il peut être utile d'être accompagné de votre conjoint/conjointe, un enfant majeur ou un parent au rendez-vous. La plupart des cliniciens acceptent que vous ameniez un membre de la famille, quoiqu'il soit préférable de vérifier à l'avance si c'est correct. Il est souhaitable de ne pas amener de jeunes enfants avec vous. Si vous passez la majeure partie du temps à rameuter vos enfants, vous ne retirerez pas autant de votre rencontre et cela peut aussi frustrer le clinicien. Qui plus est, vous discuterez d'informations personnelles avec le clinicien et le faire devant vos enfants n'est peut-être pas ce que vous souhaitez.

Quoi apporter avec vous

Afin de rendre votre visite chez le médecin la plus efficace possible, il est recommandé d'apporter avec vous les objets qui suivent. Assurez-vous de réviser cette liste (et les détails plus bas) avant de quitter la maison.

- Médication actuelle, dans la(es) bouteille(s) originale(s)

- Vieux bulletins scolaires ou fiches de comportement

- Rapports de tests psychologiques

- Dossiers médicaux

- Notes concernant les antécédents médicaux de votre famille

- Lettres de membres de la famille et d'amis

- Liste de vos préoccupations

- Évaluations et comptes rendus du(es) milieu(x) de travail

- Liste décrivant vos antécédents professionnels

- Carte d'assurance maladie ou d'assurance privée

- Tout formulaire envoyé par le bureau du médecin

MÉDICATION ACTUELLE

Comme on peut vous interroger sur votre médication actuelle – ce que vous prenez, le dosage, la fréquence –, il est recommandé d'apporter votre(vos) bouteille(s) de médicament(s) au rendez-vous. Toute information dont votre médecin a besoin à cet effet se trouve sur l'étiquette.

DOCUMENTS

Comme vous avez cumulé beaucoup d'années d'expériences personnelles avant ce rendez-vous, il est utile d'apporter de la documentation relative à vos années d'école et vos expériences de travail, des dossiers médicaux et des lettres de membres de votre famille et de vos amis. Plus vous apportez de documents, plus votre clinicien dispose d'informations pour poser un diagnostic. De plus, ne vous inquiétez pas d'apporter trop de documents : essayez seulement de les garder aussi en ordre que possible en les mettant dans une chemise. Tout va bien même si votre clinicien ne les regarde pas tous : il décidera quels documents sont les plus importants lors de la rencontre. Même s'il n'y jette qu'un coup d'œil, il peut malgré tout glaner beaucoup d'informations.

Assurez-vous d'avoir les formulaires et autres documents prêts à l'avance. La veille de votre rendez-vous, mettez ces documents à un endroit facilement visible où vous pourrez les prendre avant de franchir le seuil ! Pour éviter d'arriver au rendez-vous sans vos documents, vous pouvez peut-être en envoyer à l'avance une partie par télécopieur au bureau (avertissez le personnel que vous ferez cet envoi).

Bulletins scolaires et fiches de comportement. Si vous avez des bulletins scolaires, apportez-les à votre rendez-vous. Il s'y trouve peut-être des commentaires liés au TDA, comme «ne travaille pas selon son potentiel», «Ne reste pas assis» ou même «Écrit mal». Outre les commentaires dans le bulletin, avoir *doublé des années* (se mériter un A en science et un D en mathématique à un semestre, puis vice versa le semestre suivant) peut être aussi un signe de TDA. Outre vos bulletins, apportez tout document relatif à de tests scolaires et toutes fiches de comportement. Apportez aussi tout document en rapport avec des services particuliers reçus à l'école, tel un Programme de consultation individuelle favorisant l'inclusion scolaire. Ne vous inquiétez pas si vous ne pouvez apporter vos bulletins et autres archives scolaires ; si l'un de vos parents, ou les deux, avait le TDA, vos bulletins scolaires peuvent ne pas avoir été conservés.

Dossier de travail. Apportez toute évaluation et tout compte rendu du milieu de travail. Votre dossier de travail peut contenir des énoncés de votre employeur reliés au TDA comme « Difficulté à arriver au travail à l'heure », « Difficulté à mener à terme les tâches demandées » ou « Ne rencontre pas les échéances ». Les évaluations et les comptes rendus de vos employeurs donneront aussi à votre clinicien une bonne idée du nombre de fois où vous avez changé d'emploi et les raisons pour ce faire. Il est utile d'apporter aussi une liste des endroits où vous avez travaillé, incluant la durée de chacun de ces emplois et les raisons pour lesquelles vous avez quitté ces emplois. Cette information peut être utile pour le clinicien, car les gens souffrant du TDA changent d'emploi plus fréquemment que ceux qui n'en sont pas affectés et ils sont plus sujets à être remerciés pour mauvais rendement au travail (Barkley, Murphy et Fischer, 2008).

Notes concernant les antécédents médicaux de votre famille. Retracez les antécédents médicaux de votre famille dans un carnet afin de les apporter à votre rencontre. Consultez la section « Antécédents familiaux » pour des détails sur les questions à poser aux membres de votre famille.

Lettres de membres de la famille ou d'amis. Il peut être utile d'apporter à votre clinicien des lettres de membres de la famille ou d'amis décrivant leurs expériences avec vos comportements affectés par le TDA. Les lettres doivent être très descriptives. Demandez à quelqu'un qui vous connaît bien d'écrire une lettre racontant un événement où vous avez eu des problèmes de comportement ou qui vous a attiré des ennuis. Vous pouvez aussi demander à la personne d'inclure des détails de comportements dérangeants qu'on a notés chez vous au cours des années, comme des crises de colère intenses ou des bagarres avec vos cousins/cousines. Toute petite bribe d'information peut être utile.

Il peut s'avérer difficile pour vous, émotionnellement, de lire ces lettres parce que vous apprendrez comment les autres perçoivent votre comportement. N'oubliez pas qu'elles ont été écrites pour que vous receviez les meilleurs soins et le diagnostic le plus précis possibles. Tel que mentionné précédemment, les gens autour de vous peuvent avoir une perception plus précise que vous de la gravité de vos symptômes de TDA. C'est tout à fait la nature du TDA : il est difficile d'évaluer son propre comportement.

Pour aider votre famille et vos amis à fournir des réponses utiles, vous pouvez leur poser les questions qui suivent.

- Qu'avez-vous remarqué sur mon sens de l'organisation, ma manière de m'impliquer dans des projets, mon humeur et ma façon de gérer le stress au jour le jour ?

- Avez-vous remarqué autre chose concernant mon comportement ?

- Quels aspects de ma vie semblent les plus affectés ?

- En quelles occasions remarquez-vous que je vais mieux, ou que je ne semble pas avoir autant de difficultés ?

- Quand avez-vous remarqué pour la première fois que j'avais des troubles de l'attention ou de la difficulté à rester immobile ?

- Pouvez-vous nommer certaines choses que j'ai faites de façon impulsive ?

- Comment mon comportement vous affecte-t-il ?

- Pouvez-vous nommer certaines choses positives que j'ai faites ?

Devriez-vous aviser votre compagnie d'assurances ?

D'abord, vous voulez être certain que votre assurance médicale inclut une couverture pour les maladies mentales. Vous pouvez trouver cette information en relisant votre police d'assurance, en visitant le site Web de votre assureur ou en téléphonant à un représentant du service à la clientèle de votre compagnie d'assurances. Quand vous parlerez à un représentant du service à la clientèle, assurez-vous d'obtenir l'information écrite par courriel, courrier ou photocopieur.

Quand vous logez une demande d'indemnisation d'assurance pour votre évaluation ou d'autres rendez-vous avec votre clinicien, votre clinicien remplit un formulaire de réclamation. Un diagnostic sera indiqué sur le formulaire parce que les compagnies d'assurance exigent un diagnostic pour payer l'indemnisation. Si votre clinicien a posé un diagnostic de TDA, vous pouvez voir quelque chose comme « 314.01 trouble de déficit de l'attention/hyperactivité, type combiné » écrit ou encerclé sur le formulaire que vous prenez au comptoir d'enregistrement du bureau. Le numéro « 314.01 » est un code du *DSM-IV-TR* (2000) que les cliniciens utilisent quand ils posent un diagnostic. Vous avez le droit de demander à votre clinicien quel diagnostic il indique sur le formulaire de réclamation s'il ne vous l'a pas déjà révélé.

Sachez que, chaque fois que vous remplissez une demande d'indemnisation d'assurance médicale, dont les réclamations pour vos visites chez le clinicien, cette information peut être transmise au Bureau d'assurance du Canada (BAC) ou à l'Association canadienne des compagnies d'assurances de personnes (ACCAP). Le BAC affirme que la raison du bureau est d'éviter la fraude de crime d'assurance, mais l'information relative à votre demande d'indemnisation dans votre dossier peut inciter les assureurs à vous refuser une assurance médicale, invalidité ou maladie à l'avenir. Cela est dû à ce que votre compagnie d'assurances peut juger que vous êtes trop à risque pour être couvert à cause de vos réclamations passées... c'est-à-dire que les assureurs peuvent déterminer que vous leur coûterez plus cher que ce que vous déboursez pour votre assurance.

À cause des problèmes qui peuvent surgir, certains patients choisissent de payer *de leur poche* quand ils voient leur clinicien. Ce qui signifie qu'ils acquittent le plein montant de leur facture et n'adressent pas de demande d'indemnisation à leur compagnie d'assurances. Cette façon de faire peut représenter une charge pour vous, mais cela signifie toutefois qu'aucun dossier de vos visites n'apparaîtra dans les données du BAC. Toutefois, ni le site du BAC ni celui de l'Association canadienne des compagnies d'assurances de personnes (ACCAP) n'indiquent clairement si un assuré peut avoir accès à son dossier individuel, ni comment il peut y avoir accès. Les coordonnées du BAC et de l'ACCAP sont fournies dans la section Ressources à la fin du livre.

QUAND VOUS ARRIVEZ À VOTRE RENDEZ-VOUS

En arrivant au bureau du clinicien (ou même avant), on vous demandera de remplir quelques formulaires. Outre vos nom et adresse, on demandera des renseignements généraux d'identité. Aussi, on vous remettra peut-être un formulaire de consentement qui explique vos droits comme patient et les politiques du bureau eu égard aux modalités de paiement et la prise de rendez-vous. Si le bureau du clinicien remplit les demandes d'indemnisation d'assurance, on vous demandera de fournir les coordonnées de votre assureur ainsi que votre carte d'assurance médicale afin que le bureau puisse la passer dans un lecteur ou en faire une copie. On vous fera peut-être remplir aussi des questionnaires sur vos symptômes actuels et vos antécédents médicaux.

DURANT LE RENDEZ-VOUS

Vous êtes maintenant assis dans le bureau de votre clinicien. À quoi devriez-vous vous attendre ? Le clinicien vous interrogera sur l'historique de vos symptômes de TDA et, possiblement, sur votre consommation d'alcool, de nicotine et de drogue, de même que sur vos antécédents familiaux en santé mentale. Aussi, il vous demandera peut-être de compléter certaines évaluations pour l'aider à mieux prendre une décision ou poser un diagnostic. Enfin, des questions peuvent vous venir à l'esprit durant la rencontre.

Questions concernant la consommation d'alcool, de nicotine ou de drogue

Votre clinicien peut vous questionner sur votre consommation actuelle et passée d'alcool, de nicotine et de drogues. Répondez à ces questions en toute franchise parce que votre clinicien pourra prescrire différents médicaments, si vous avez des antécédents d'abus ou de dépendance. N'oubliez pas : les cliniciens ont déjà tout entendu. Très peu de ce que vous leur dites peut les choquer. Si vous vous sentez affecté par la réaction d'un clinicien, dites-le lui. Rappelez-vous que, si les choses ne «cliquent» pas avec ce clinicien, vous pouvez toujours aller en voir un autre.

Tel que mentionné plus haut, il est recommandé d'apporter vos bouteilles de pilules avec vous, car votre médecin vous demandera peut-être aussi quels médicaments vous prenez ainsi que le dosage et la fréquence. L'étiquette d'une bouteille de pilules fournit la plupart des données nécessaires au médecin ; il peut aussi vous demander les bienfaits et les effets secondaires que vous causent vos médicaments.

Si vous vous sentez mal à l'aise de répondre à certaines de ses questions, faites-lui part de vos préoccupations. Toutefois, rappelez-vous que, par ses questions, le clinicien essaie de mieux vous comprendre et de mieux comprendre vos expériences personnelles en vue de poser un diagnostic plus précis. Comme il n'existe pas de tests absolus pour le TDA, au contraire d'autres troubles médicaux, le diagnostic est subjectif. Ce qui signifie que le diagnostic de votre clinicien dépend au moins pour une part de l'information que vous fournissez.

Antécédents familiaux

Comme le TDA et d'autres troubles de santé mentale sont génétiques, votre clinicien peut vous interroger sur vos antécédents familiaux de problèmes de santé mentale. Pour les cliniciens, les membres de la famille se rangent dans deux catégorie : les parents du *premier degré* et ceux du *deuxième degré*. Les parents du premier degré sont ceux qui sont les plus près de vous génétiquement : votre père et votre mère, vos frères et sœurs et vos enfants. Les parents du deuxième degré comprennent vos grands-parents, vos tantes, vos oncles et vos cousins et cousines.

Avant votre rendez-vous, interrogez votre famille concernant des problèmes de santé mentale, outre le TDA.

- Anxiété

- Dépression

- Trouble bipolaire ou manie

- Schizophrénie

- Consommation/abus d'alcool

- Consommation/abus de drogue(s)

- Hospitalisations en milieu psychiatrique

- Tentative de suicide ou suicide

Tel que mentionné plus haut, notez cette information dans un carnet afin de pouvoir l'apporter à votre rendez-vous avec le clinicien. Vous cherchez à savoir auprès des membres de votre famille si un clinicien a déjà diagnostiqué le TDA chez un parent et si, dans la parenté, certains ont été considérés « absents » ou « différents » par leurs êtres chers. Rappelez-vous que si le TDA a sévi dans votre famille, il se peut que personne n'ait remarqué les symptômes chez un proche parce que cela paraissait tellement normal !

Si vous êtes adopté, il se peut que vous n'ayez pas accès à l'information sur votre famille biologique. Si vous connaissez les circonstances de votre adoption ou des caractéristiques de votre famille biologique, la moindre bribe d'information est utile. Toute information que vous possédez, relative à un possible antécédent de TDA ou d'autres troubles mentaux, est particulièrement importante.

Tests et évaluations

Lors de votre rencontre d'évaluation, le clinicien peut vous demander de compléter des tests (des évaluations), pour aider à mieux poser un diagnostic. Ces évaluations sont une autre façon pour votre clinicien d'obtenir de l'information sur vos symptômes et vos expériences. Ils peuvent aussi agir comme un outil pour l'aider à éliminer (c'est-à-dire, exclure) d'autres diagnostics comme le trouble bipolaire. Comme il n'y a pas de test absolu qui puisse diagnostiquer le TDA, ces tests peuvent constituer un volet précieux dans l'ensemble du processus d'évaluation, fournissant au clinicien des morceaux additionnels du casse-tête. Il existe deux principaux types d'évaluations du TDA : les échelles d'évaluation et les tests de la mémoire opérationnelle.

ÉCHELLES D'ÉVALUATION

Les échelles d'évaluations mesurent vos symptômes de TDA actuels et ceux de votre enfance : le nombre total de symptômes, la fréquence et la gravité de chacun. Il y a certaines échelles d'évaluation que vous remplissez vous-même, comme l'*Adult ADHD Self-Report Scale* (ASRS ; Kessler *et al.*, 2005) et la *Current Symptoms Scale and Childhood Symptoms Scale* (Barkley et Murphy, 1998). Le clinicien remplira certaines échelles en parlant avec vous ; celles-ci comprennent la *ADHD Rating Scale-IV* (ADD-RS-IV ; Du Paul *et al.*, 1998), la *Brown Attention-Deficit Disorder Scales* (Brown, 1996) et la *Wender Utah Rating Scale* (Ward, Wender et Reimherr, 1993). Soyez aussi franc et ouvert que possible. Plus vous donnez d'informations à votre clinicien, plus il sera apte à vous aider.

Comme vous l'avez lu plus tôt dans ce chapitre, les membres de la famille ont souvent une perception plus précise de vos comportements et de leur impact sur votre qualité de vie que vous-même. Par conséquent, votre clinicien peut aussi vous remettre des échelles concernant votre enfance et vos symptômes actuels de TDA que rempliront les membres de votre famille. Vous rapporterez les documents à votre prochain rendez-vous.

TESTS DE LA MÉMOIRE OPÉRATIONNELLE

Comme vous l'avez vu dans le chapitre 1, les lobes frontaux du cerveau remplissent les fonctions exécutives. Ces fonctions sont altérées quand vous souffrez du TDA. Une des fonctions exécutives est appelée *mémoire opérationnelle*. Celle-ci est la capacité à retenir une information, la traiter et l'utiliser de nouveau. Plus vos symptômes de TDA sont graves, plus vous pourriez éprouver des difficultés dans les tâches exigeant d'utiliser votre mémoire opérationnelle.

Durant votre rencontre d'évaluation, votre clinicien peut vouloir vous soumettre à un test de mémoire opérationnelle. Ces tests peuvent être de différents types. L'un d'eux est un « test de maintien de la performance » (CPT), dans lequel on vous demande de rester attentif durant une longue période de temps tout en exécutant une tâche qui teste les processus de votre mémoire opérationnelle.

L'Integrated Visual and Auditory CPT (IVA + PLUS) est un CPT informatisé (Sanford et Turner, 2004). Le test mesure vos capacités d'attention verbale et auditive. Durant le test, on vous demande de presser la barre d'espacement chaque fois que vous voyez le chiffre «1» ou entendez le mot «un». Le test mesure combien de fois vous pressez la barre avec exactitude, combien de fois vous le faites incorrectement, combien de temps vous mettez avant de frapper la barre ainsi que d'autres variables.

Un autre test de mémoire opérationnelle est appelé la Tour de Londres (ou Tour de Hanoï) (Culbertson et Zillmer, 1999). Pour cette tâche, vous avez un plateau avec trois chevilles de tailles différentes, en plus de billes de couleurs différentes. Votre travail consiste à faire correspondre les assemblages de billes que le testeur (ou le programme informatisé) vous montre. Il y a des règles à suivre dans cette tâche et vous êtes chronométré par le testeur ou l'ordinateur pour chaque modèle proposé.

Quand vous êtes soumis à l'IVA + PLUS ou au test de la Tour de Londres informatisé, vous êtes habituellement assis seul dans une pièce où les distractions sont limitées. Il en est ainsi parce que les distractions externes peuvent changer les résultats des tests, rendant la mesure de vos symptômes de TDA moins précise.

Il se peut aussi qu'on vous demande de vous soumettre à d'autres tests de mémoire opérationnelle: le test Stroop et le test Trail Making (Reynolds, 2002; Trenerry *et al.*, 1989). Le test Stroop consiste en noms de couleurs écrits avec une encre de couleur autre que celle exprimée par le mot. On vous demande de dire la couleur du mot, non le mot lui-même. Par exemple, le mot «jaune» peut être écrit en bleu. Par conséquent, la bonne réponse serait «bleu». Les gens souffrant du TDA tendent à avoir de la difficulté avec cette tâche parce que le lobe frontal du cerveau a du mal à s'empêcher (s'inhiber) de dire le mot plutôt que la couleur du mot.

Le test Trail Making est en deux parties. Dans la partie A, il y a 25 cercles sur une feuille de papier. Chaque cercle contient un nombre, de 1 à 25. Votre tâche consiste à relier les chiffres dans l'ordre. Dans la partie B, il y a 25 cercles contenant des nombres, et aussi des cercles contenant des lettres. Votre tâche consiste à relier les cercles ainsi : 1-A-2-B- et ainsi de suite. Vous ne devez pas lever votre crayon du papier et vous êtes chronométré par le testeur.

Ne vous inquiétez pas si vous vous ennuyez ou si votre cerveau se fatigue durant ces tests. C'est l'un des buts des tests de mémoire opérationnelle : voir comment votre cerveau réagit aux tâches longues et répétitives.

Il est très normal pour un cerveau affecté par le TDA de se sentir fatigué durant et/ou après l'un de ces tests. Néanmoins, faites de votre mieux et essayez de terminer les tests. Plus le médecin tire d'informations de ces tests, plus il sera à même de vous aider.

Si on vous prescrit un médicament pour le TDA, votre clinicien vous demandera peut-être de repasser le(s) test(s) lors d'un rendez-vous ultérieur, tandis que le médicament est dans votre système sanguin. Les résultats des tests ultérieurs, quand on les comparera à vos tests de *base* (initiaux), indiqueront au clinicien dans quelle mesure le médicament agit. En partie sur la base de cette infor-mation, votre clinicien peut considérer d'augmenter, ou de dimi-nuer, le dosage de votre médicament, ou le changer tout simple-ment. Informez votre médecin si vous avez oublié de prendre votre médicament ce jour-là ou si vous avez pris votre médicament tout juste avant votre rendez-vous. Sans quoi, les résultats de vos tests ne seront pas tout à fait précis.

TESTS DE SUIVI DE MOUVEMENTS

Un autre type d'évaluation du TDA est un test informatisé qui mesure le nombre de mouvements tandis que vous êtes assis sur une chaise en train d'exécuter une tâche de mémoire opérationnelle. L'un de ces tests de suivi de mouvements est appelé Quotient™ ADHD System (Teicher, 2008). Cette évaluation mesure à la fois vos mouvements physiques (comme vous agiter sur votre siège et être fébrile) et votre capacité de mémoire opérationnelle. Deux lecteurs à l'infrarouge suivent vos mouvements durant 20 minutes, tandis que vous passez le test informatisé. Ces types d'évaluations sont moins courants compte tenu de leur coût et de l'espace supplémentaire qu'ils exigent dans le bureau du clinicien.

IMAGERIE DU CERVEAU

Vous avez peut-être lu sur l'usage de l'imagerie du cerveau, comme la tomographie par émission monophotonique (SPECT) pour poser un diagnostic de TDA. Néanmoins, au moment d'imprimer ce livre, il n'y a pas assez de recherches pour la recommander comme test unique du TDA. En outre, ces examens par imagerie coûtent cher et vous pourriez devoir voyager sur une longue distance pour en obtenir un. Pour la plupart des gens, l'absence de preuves scientifiques l'emporte sur le coût.

Questions couramment posées lorsqu'on a un diagnostic de TDA

Lors de votre rendez-vous, vous pourriez vous surprendre à poser les questions qui suivent.

COMMENT LE CLINICIEN SAIT-IL VRAIMENT QUE J'AI LE TDA ?

Comme je l'ai mentionné plus tôt dans ce chapitre, il n'y a pas de test absolu pour le TDA ou tout autre trouble de santé mentale. C'est pourquoi il est important de fournir au clinicien autant de renseignements et de documents que possible. Oui, parfois de mauvais diagnostics sont posés, mais consulter un clinicien est une première étape positive pour obtenir des réponses précises et complètes.

COMBIEN DE TEMPS FAUT-IL POUR POSER UN DIAGNOSTIC DE TDA ?

Cela dépend. Si vous rencontrez ce clinicien depuis quelque temps et qu'il connaît votre famille (et vos antécédents familiaux), il se peut alors que vous n'ayez pas besoin de le rencontrer aussi long-temps que si vous étiez un nouveau patient. Toutefois, si vous êtes au bureau de votre clinicien et que vous sentez qu'il n'a pas passé suffisamment de temps avec vous, il est important de lui en parler. Pour l'essentiel, la question n'est pas tant la quantité de temps passé en évaluation, que de sentir que vous avez obtenu une évaluation complète.

À QUELLE FRÉQUENCE DOIS-JE REVENIR CHEZ LE CLINICIEN ?

Si on vous a prescrit un médicament, il est plus que probable que votre clinicien voudra que vous reveniez pour un rendez-vous de «contrôle du médicament». Ces rencontres sont habituellement prévues une fois par mois au début ; quand vous avez un dosage efficace de médicament, les visites sont réduites à une fois tous les trois mois. Cependant, cela peut varier selon l'action du médicament ou si vous subissez des effets secondaires.

QU'ARRIVE-T-IL SI JE NE SUIS PAS
D'ACCORD AVEC LE CLINICIEN ?

Tel que décrit au chapitre 2, il y a des façons de savoir si vous avez une bonne relation médecin-patient. Mais qu'arrive-t-il si vous n'êtes pas d'accord avec quelque chose que votre clinicien a dit ou fait ? La meilleure façon de procéder, c'est de parler de votre préoccupation avec lui pendant que vous êtes toujours à votre rencontre. Si, après avoir fait cette première démarche – parler avec le clinicien –, on n'a pas répondu à vos attentes de façon satisfaisante, vous avez des options.

- Vous pouvez toujours consulter un autre clinicien pour un deuxième avis.
- Si vous sentez que le clinicien a violé le code d'éthique ou les lois, vous pouvez contacter l'ordre professionnel du clinicien ou l'Office des professions du Québec.

Une fois encore, la chose importante est de parler d'abord au clinicien avant de d'entreprendre ces autres démarches.

APRÈS VOTRE DIAGNOSTIC

Une fois que votre clinicien confirme que vous « satisfaisez » aux critères de diagnostic du TDA, vous pouvez éprouver une foule de sentiments divers, comme un choc, un soulagement, de l'espoir, voire même de la déception ou du chagrin. Il est important de se rappeler que chacun encaisse différemment la nouvelle de son diagnostic.

Votre manière d'éprouver ces sentiments dépend de la gravité de votre TDA, du degré avec lequel le trouble a affecté votre vie et de la quantité de soutien reçu de votre famille et de vos amis. Vous pouvez ressentir toutes les étapes qui suivent, n'en ressentir que quelques-unes, ou aucune d'entre elles, et vous pouvez les ressentir dans un ordre différent de celui présenté ici. Vous en apprendrez plus sur l'obtentien du soutien des autres dans le chapitre 7.

L'étape « Eurêka »

Quand vous réalisez que vous souffrez du TDA, finalement (et soudainement) tout prend un sens. Vous pouvez commencer une médication ou le counseling. Vous pouvez aussi commencer à mieux voir que vos comportements sont affectés par le TDA... ils peuvent même sembler s'aggraver. Ce qui semblait être une légère difficulté à contrôler le désordre devient maintenant pour vous une évidence flagrante. Vous vous demandez si le diagnostic de TDA ou le début de la médication a aggravé votre état. Ce qui arrive vraiment, c'est que le simple fait d'être plus attentif à vos symptômes peut les faire *paraître* pires.

L'étape « Qu'est-ce que je fais maintenant ? »

Durant cette étape, vous commencerez peut-être à vous demander si vous voulez ou non un traitement pour votre TDA. Vous pouvez peut-être questionner l'utilité ou l'innocuité du médicament. Vous pouvez aussi vous demander si vous devriez annoncer à vos parents et amis qu'on vous a diagnostiqué le TDA. Vous vous demandez peut-être s'il est sage d'en informer votre employeur et, si vous le faites, comment cela pourra affecter votre emploi. Vous pouvez vous sentir dépassé par toutes les décisions que vous pensez devoir prendre avant d'aller de l'avant.

L'étape « La vie aurait pu être plus facile »

Durant cette étape, vous vous reprocherez peut-être des choses que vous avez faites dans le passé. Vous pouvez aussi éprouver un sentiment de perte en pensant à «combien les choses auraient pu être plus faciles» si vous aviez reçu un traitement plus tôt. Vous pourriez même éprouver de la colère envers vos parents, vos enseignants et autres personnes qui ont pris soin de vous, pour ne pas vous avoir aidé plus tôt avec les symptômes du TDA. Gardez à l'esprit qu'ils ont fait du mieux qu'ils pouvaient avec la connaissance, les ressources et l'information qu'ils avaient à l'époque. La chose importante, c'est qu'aujourd'hui est un nouveau jour et vous avez maintenant trouvé la pièce manquante du casse-tête de votre vie. Il est important de vous pardonner et de pardonner à vos parents, enseignants et personnes qui ont pris soin de vous.

L'étape « Accumuler l'information »

Vous êtes maintenant plus avide d'informations sur le TDA. Vous voulez découvrir où se trouvent toutes ces autres personnes ayant le TDA et où obtenir des conseils sur la façon de gérer le TDA. Vous pouvez vous joindre à un organisme de soutien, comme PANDA ou AQETA, mentionné dans le chapitre 2. Vous pouvez participer à un forum en ligne comme forum-depression.com. Vous pouvez aussi commencer à lire des livres et des articles en ligne sur le TDA.

L'étape « Apporter des changements »

Vous pouvez rallier plus étroitement autour de vous vos amis et votre famille pour du soutien (vous en apprendrez davantage sur le soutien disponible dans le chapitre 7). Vous pouvez aussi couper les relations avec des gens qui, vous semble-t-il, «ne comprennent pas» le diagnostic de TDA. Vous pouvez être moins tolérant avec ceux qui estiment que le TDA n'est pas un diagnostic valable. Vous ressentez peut-être de la colère ou de la frustration envers des amis ou des parents qui vous disent que vous ne devriez pas prendre de médicaments. Vous pouvez aussi découvrir que vos relations ont changé parce que vos symptômes de TDA s'améliorent.

L'étape « Du nouveau moi ou de l'acceptation »

Vous pouvez dire ouvertement aux gens que vous souffrez du TDA. Vous avez fait la paix avec vos expériences passées. Vous percevez le TDA comme une part de vous-même, mais vous êtes conscient qu'il ne définit pas toute votre identité. Vous n'êtes pas seulement une personne ayant le TDA, vous êtes aussi une mère, un père, une fille ou un fils, une épouse ou un époux, un partenaire, un collègue, un employé : faites votre choix ! Si vous prenez un médicament, vous le prenez régulièrement et tel que prescrit. Vous pouvez maintenant œuvrer à éduquer les autres au sujet du TDA et, peut-être, faire valoir vos droits à l'école, à la maison ou au travail.

J'ai éprouvé un sentiment de soulagement quand j'ai enfin reçu le diagnostic de ce qui causait une grande part des problèmes auxquels j'ai été confronté au cours de ma vie. Par contre, j'ai aussi ressenti de la culpabilité et du regret pour toutes les occasions perdues. Maintenant, je suis heureux de mon traitement et soulagé de pouvoir me concentrer à chercher et comprendre comment le TDA a un impact profond sur ma vie.

Michael

RÉSUMÉ

Dans ce chapitre, vous avez appris ce qui se passe avant, durant et après votre premier rendez-vous, ou votre première évaluation du TDA. Vous avez appris ce qu'il faut apporter avec vous à ce rendez-vous et si vous devez ou non remplir une demande d'indemnisation pour votre assurance médicale. Vous avez aussi découvert les questions qu'on pourra vous poser durant une évaluation, l'importance de connaître vos antécédents familiaux avec le TDA et les types d'évaluations que l'on pourrait vous demander de remplir. Finalement, nous avons abordé les différents sentiments que vous pourriez ressentir, ou les différentes étapes que vous pourriez traverser après avoir reçu le diagnostic de TDA. Dans le prochain chapitre, vous découvrirez les traitements disponibles pour le TDA, dont la médication, le counseling et l'accompagnement ou coaching.

CHAPITRE 4

TRAITER LE TDA

Une fois le diagnostic de TDA posé, l'un des aspects positifs que vous découvrirez, c'est qu'il y a de l'aide disponible. Dans ce chapitre, vous serez informé de certaines options de traitement disponibles, dont la médication, le counseling, la rétroaction neurologique (neurofeedback) et le coaching (accompagnement). Pour chaque traitement, vous découvrirez les bienfaits et les risques possibles. Vous trouverez aussi de l'information sur les études derrière chacun des traitements.

Souffrir du TDA s'apparente à gravir une montagne avec un sac à dos plein de roches. Vous pouvez atteindre le sommet de la montagne, mais cela exigera beaucoup de temps et d'énergie supplémentaires. Quand vous trouvez un traitement efficace, vous ôtez quelques roches de votre sac à dos. Même si le traitement ne vous débarrasse pas de toutes les roches, il facilite beaucoup la montée.

Le traitement vous permet de travailler à un rythme beaucoup plus régulier avec vos collègues qui ne souffrent pas du TDA et vous aide à vous sentir un participant actif dans votre vie. Savoir que vous avez besoin d'aide supplémentaire pour le TDA est un signe de force, non une faiblesse.

COMMENT CHOISIR LE MEILLEUR TRAITEMENT

Quand vous examinez les traitements, demandez-vous si les bienfaits du traitement l'emportent sur les risques. Le potentiel d'amélioration de ce traitement vaut-il son prix? Combien de temps faut-il investir pour ce traitement? Quels sont les effets secondaires possibles?

Faites votre recherche. Que savez-vous du traitement? Quelle est la formation des cliniciens qui le dispensent? Si quelqu'un vous dit qu'il ou elle a un «remède» contre le TDA, ou vous donne une garantie, faites demi-tour et fuyez! On ne connaît aucun remède contre le TDA à ce jour et aucun traitement – peu importe le nombre d'études qui le sanctionne – n'est garanti à 100%. En outre, un traitement, efficace pour une personne, peut ne pas fonctionner pour une autre. La quantité et l'intensité des symptômes varient d'une personne à l'autre. Si un traitement particulier ne fonctionne pas, d'autres sont disponibles.

MÉDICATION

Comme le TDA est un trouble biologique et qu'il implique une carence de substances chimiques du cerveau, la médication demeure son traitement le plus efficace. Comme on l'a vu dans le chapitre 1, le cerveau atteint du TDA affiche un faible taux de dopamine, un neurotransmetteur. Le médicament remplace ou renouvelle les neurotransmetteurs dont manque le cerveau atteint du TDA. Le médicament est un outil pour mieux vivre: il vous aide à accéder et à utiliser des techniques d'adaptation qui peuvent améliorer votre qualité de vie. Vous pouvez découvrir que la médication vous aide à bénéficier encore plus du counseling ou d'un groupe de soutien parce que, désormais, vous pouvez être tout à fait attentif. Quoique les médicaments ne «guérissent» pas le TDA ou ne réduisent pas complètement vos symptômes, ils peuvent vous aider à mieux fonctionner au travail, à la maison et dans les situations sociales.

Avez-vous besoin de médication?

Vous pouvez soupeser le bien-fondé de certaines questions relatives au besoin réel d'avoir recours à une aide supplémentaire, comme des médicaments, pour traiter le TDA. Voici quelques questions à vous poser.

- Devez-vous travailler au moins deux fois plus que vos collègues, mais sans toutefois parvenir à compléter vos tâches?

- Oubliez-vous de réviser votre travail et, par conséquent, vous commettez des erreurs d'inattention?

- Avez-vous l'impression d'être un sous-performant chronique et que vous n'avez simplement pas travaillé à la hauteur de votre potentiel?

- Vous êtes-vous blessé par inattention, impulsivité ou par un comportement téméraire?

- Vous êtes-vous attiré des ennuis légaux ou financiers à cause de votre impulsivité?

- Avez-vous de la difficulté à maintenir des relations et des amitiés saines à cause de votre caractère soupe au lait, vos distractions, votre manque d'aptitudes sociales ou votre impulsivité?

- Avez-vous essayé d'autres traitements pour le TDA, comme le counseling et le coaching (ou accompagnement), mais en sentant qu'il y a toujours de la place pour l'amélioration?

- Y a-t-il des membres de votre famille atteints par le TDA, et ont-ils obtenu des résultats positifs avec la médication?

Il serait avisé de montrer cette liste de questions à vos amis et à votre famille pour avoir leur opinion. Comme les gens ayant le TDA peuvent avoir de la difficulté à juger de la gravité de leur comportement, les gens proches de vous peuvent avoir une perception plus précise de votre façon de fonctionner. Plus il y a de questions auxquelles vous avez répondu oui, plus vous pouvez bénéficier d'un traitement avec médication.

Je ne pense pas que j'aurais réussi (à me rendre où je suis maintenant) aux deux tiers de mes études en droit, sans médicaments. Auparavant, m'asseoir pour étudier tous les jours aurait été impossible. Les médicaments m'ont même aidée à régler de petits problèmes, comme oublier mes clés dans la maison ou dans l'auto avec tant de régularité que je gardais le numéro d'un serrurier dans ma liste à numérotation rapide.

Lauren

Types de médication pour le TDA

Il y a deux différents types ou catégories de médicaments approuvés par la Food and Drug Administration (FDA) des É.-U.

pour traiter le TDA : les *stimulants* et les *non-stimulants* ; plus souvent qu'autrement, l'approbation des médicaments par Santé Canada suit celle de la FDA. Quand ces médicaments sont étiquetés « FDA approved », cela signifie que la FDA est satisfaite des données des études scientifiques démontrant qu'un médicament est un traitement sûr et efficace pour le TDA. L'approbation de la FDA signifie aussi que la compagnie pharmaceutique est autorisée à commercialiser et à publiciser le médicament pour le traitement du TDA. Gardez à l'esprit que, même si un médicament n'est pas homologué FDA pour le TDA, il peut néanmoins être prescrit légalement par votre médecin et être un traitement efficace.

STIMULANTS

Les stimulants augmentent l'attention, réduisent l'hyperactivité et l'impulsivité en stimulant les lobes frontaux du cerveau et en élevant le taux de dopamine. Le méthylphénidate et la dextroamphétamine sont des stimulants approuvés par Santé Canada pour le traitement du TDA. Les effets secondaires les plus notables sont la diminution de l'appétit, les maux de tête et la difficulté à dormir. Dans de rares cas, les gens peuvent développer des tics (mouvements involontaires) après avoir pris les stimulants.

Les stimulants sont classés médicaments *Schedule II* par la FDA. Cela signifie que ce sont des *substances contrôlées*, des médicaments ayant un faible potentiel de dépendance. Certaines personnes consomment des stimulants pour leurs effets secondaires, comme une plus grande vivacité d'esprit et la perte de poids. À cause des possibilités d'abus, les stimulants ne peuvent pas faire l'objet d'une ordonnance médicale auprès de votre pharmacien : vous devez obtenir une prescription du médecin.

Si vous prenez votre stimulant tel que prescrit, le risque de dépendance est faible. En fait, comme nous le verrons plus loin dans ce chapitre, son usage approprié peut en réalité réduire le risque de problème d'abus.

Il existe deux types de stimulants : à libération prolongée et à libération rapide.

Les *stimulants à libération prolongée* étant efficaces huit à douze heures, vous ne prenez donc votre médicament qu'une fois par jour. Les stimulants à libération prolongée comprennent : Concerta (méthylphénidate HCL à libération prolongée), Vyvanse (lisdexamfétamine), Daytrana (méthylphénidate transdermique), Focalin XR (dexméthilphénidate à libération prolongée), Adderall XR (sels mixtes d'amphétamine à libération prolongée) et Dexedrine Spansule (dextroamphétamine en capsules à libération prolongée). Notez que, à ce jour, Santé Canada n'a pas approuvé le Daytrana.

Les *stimulants à libération rapide*, comme Ritalin (méthylphénidate), Focalin (dexméthilphénidate) et Dexedrine (dextroamphétamine) agissent durant trois à quatre heures. Si vous avez besoin de prendre votre médicament au travail, à l'école ou en voyage, apportez une petite quantité avec vous dans la bouteille de pilules originale.

Dépistage de drogue et médicaments stimulants. Si vous prenez un stimulant et que vous subissez un test de dépistage de drogue, votre urine sera positive aux amphétamines, même si vous avez cessé de prendre votre médicament avant le test. Apportez une petite quantité du médicament dans la bouteille originale et demandez à votre médecin de signer une note. Cette note devrait dire qu'on vous a prescrit un stimulant pour le TDA, spécifier le nom du médicament et expliquer qu'un test de dépistage de drogue pourrait être positif aux amphétamines à cause de ce médicament.

Dépendance et stimulants. Les stimulants sont réglementés par la FDA et prescrits à faibles doses. Ils n'entraînent pas de dépendance s'ils sont pris tel que prescrits. En fait, certaines études ont démontré qu'un stimulant n'augmente, ni ne diminue le risque de développer une toxicomanie, alors que d'autres études ont démontré que les gens atteints du TDA qui prennent un stimulant ont en fait un risque beaucoup moins élevé de dépendance que les gens ayant le TDA qui ne prennent pas de médicament (Biederman, Monuteaux *et al.*, 2008; Biederman, 2003; Wilens *et al.*, 2003). Cela est peut-être dû au fait que les gens qui prennent un médicament pour leur TDA ont maintenant un moyen sûr pour hausser leur taux de dopamine dans le cerveau, plutôt que de tenter de se sentir mieux en utilisant des drogues illégales.

NON-STIMULANTS

Il existe actuellement deux non-stimulants approuvés par la FDA pour le traitement du TDA : Strattera (atomoxétine) et Intuniv (guanfacine à libération prolongée). Ces médicaments non stimulants sont parfois prescrits avec un médicament stimulant pour traiter le TDA. Notez que, à ce jour, Santé Canada n'a pas approuvé.

Strattera (atomoxétine). En 2002, Stattera était le premier non-stimulant approuvé par la FDA pour le traitement du TDA. Strattera est différent d'un stimulant en ce qu'il est chimiquement plus semblable à un antidépresseur. Il appartient à une catégorie de médicaments dits *inhibiteurs sélectifs de la recapture de la norépinéphrine* (ISRN). Cela signifie que le médicament permet à plus de *norépinéphrine* (un neuro-transmetteur) de s'attarder dans les espaces entre les neurones.

On a découvert que Strattera réduit de manière significative la gravité des symptômes d'hyperactivité et d'attention chez les adultes quand il est comparé à un placebo (pilule de sucre). (Newcorn *et al.*, 2008). Strattera peut être utile pour les gens qui n'ont pas eu de succès avec un stimulant ou ceux qui souffrent de dépression et d'anxiété en plus du TDA (Hammerness *et al.*, 2009; Vaughan, Fegert et Kratochvil, 2009). Strattera n'est pas à risque de dépendance et, par conséquent, au contraire des stimulants, il ne fait pas partie des médicaments de la *Schedule II*. Les effets secondaires les plus cou-rants sont les maux d'estomac, la bouche sèche et la perte d'appétit.

Intuniv (guanfacine à libération prolongée). – En 2009, Intuniv était approuvé par la FDA pour le traitement du TDA. Intuniv interagit avec les récepteurs du cortex préfrontal du cer-veau. On a démontré qu'Intuniv réduit de façon significative l'hyperactivité, l'impulsivité et l'inattention lorsque comparé à un placebo (Biederman, Melmed *et al.*, 2008). Les effets secondaires comprennent la diminution de la tension artérielle, le ralentisse-ment du rythme cardiaque, l'évanouissement et la somnolence. En outre, vous pourriez attendre jusqu'à deux semaines avant de profi-ter des bienfaits du médicament.

AUTRES MÉDICAMENTS

Quoique Wellbutrin XL (hydrochlorure de bupropion à libéra-tion prolongée) et Provigil (modafinil) ne soient pas approuvés par la FDA pour le traitement du TDA à ce jour, ils ont démontré une certaine efficacité dans le traitement des symptômes.

Wellbutrin XL (hydrochlorure de bupropion à libération prolongée). Wellbutrin XL est un *inhibiteur sélectif de la recapture de la norépinéphrine et de la dopamine.* C'est un antidépreseur. Comme Strattera, ce médicament permet à plus de norépinéphrine de s'attarder entre les neurones. En outre, il permet aussi à la dopamine de partager cet espace. Wellbutrin XL est indiqué pour la dépression par la FDA, mais non pour le TDA. Toutefois, il s'est montré prometteur dans la réduction des symptômes du TDA chez les adultes (Wigal, 2009 ; Solhkhah *et al.,* 2005). Les effets secondaires comprennent la bouche sèche, les maux de tête et la nausée. Dans de rares cas, des crises peuvent survenir, particulièrement chez les gens ayant des antécédents de troubles alimentaires. Nous aborderons les troubles alimentaires dans le chapitre 5.

Provigil (modafinil). Provigil est un stimulant à libération prolongée qui est actuellement approuvé par la FDA pour traiter la narcolepsie, un trouble qui entraîne une difficulté à rester éveillé. Certains médecins prescrivent ce médicament pour le TDA. Provigil peut activer les cellules nerveuses dans une partie du cerveau appelée hypothalamus, quoique la façon exacte d'agir de Provigil soit inconnue. Les effets secondaires sont les maux de tête, la nausée, la somnolence et la difficulté à dormir. Provigil a démontré une certaine efficacité à améliorer les symptômes du TDA et il peut être utile chez les adultes souffrant du trouble qui n'ont pas eu de succès avec les autres médicaments (Lindsay, Gudelsky et Heaton, 2006). Une nouvelle formule de Provigil à action plus prolongée encore, appelée Nuvigil (armodafinil), a été approuvée par la FDA en 2007.

COMPLÉMENTS À BASE D'HERBES

Les compléments à base d'herbes sont des pilules ou des poudres faites d'ingrédients médicinaux naturels. Certaines gens voient parfois les compléments à base d'herbes comme des alternatives aux médicaments prescrits. Cependant, sachez qu'il existe peu de preuves scientifiques démontrant que les compléments à base d'herbes sont efficaces pour traiter le TDA (Sawni, 2008). Les compléments à base d'herbes n'ont pas besoin de l'approbation de la FDA pour être mis sur le marché. En outre, certaines études ont révélé que la concentration des compléments à base d'herbes varie beaucoup d'un produit à un autre (Curtis et Gaylord, 2005 ; Rotblatt 1999). Pour ces raisons, assurez-vous que le manufacturier des compléments applique des mesures strictes de contrôle de qualité ; par exemple, en choisissant de suivre la réglementation des Bonnes pratiques de fabrication (Good Manufacturing Practice [GMP]) de la FDA (Frankos, Street et O'Neill, 2010) ; si c'est le cas, vous verrez peut-être « GMP » sur l'étiquette du produit.

Si vous songez à prendre des compléments à base d'herbes ou si vous en prenez déjà, assurez-vous d'en aviser votre médecin. Certains compléments, dont le kava-kava, la racine de valériane et le millepertuis, qui interagissent avec votre système nerveux central, peuvent interagir avec votre médicament et affecter la façon dont votre organisme l'absorbera (Mitra *et al.*, 2010 ; Izzo et Ernst, 2009 ; Foti, Wahlstrom et Wienkers, 2007).

ACIDES GRAS OMEGA-3 ET OMEGA-6

Il est prouvé que les acides gras oméga-3 peuvent aider à améliorer les symptômes du TDA. Des études ont démontré que des gens ayant le TDA affichent un taux nettement plus bas d'acides gras oméga-3 dans leur sang que ceux qui n'en souffrent pas (Schuchardt *et al.*, 2010 ; Antalis *et al.*, 2006). On a démontré que l'huile de poisson et les acides gras polyinsaturés, qui contiennent des oméga-3 et des oméga-6, augmentent ce taux (Sinn et Bryan, 2007 ; Young, Conquer et Thomas, 2005). Les symptômes du TDA se sont quelque peu améliorés chez les enfants qui prenaient des compléments d'oméga-3 et d'oméga-6 (Transler *et al.*, 2010).

Questions fréquemment posées sur la médication

Il est tout à fait normal de se questionner au sujet des médicaments pour le TDA. Vous êtes toujours encouragé à parler avec votre médecin si vous avez une ou des questions ou inquiétudes. Voici cinq questions parmi les plus souvent posées à propos des médicaments.

VAIS-JE DEVOIR PRENDRE DES MÉDICAMENTS LE RESTE DE MA VIE ?

Il est vraiment impossible de savoir ce qu'il vous arrivera dans le futur : beaucoup de gens fonctionnent beaucoup mieux avec un médicament et continuent de le prendre afin de profiter de la meilleure qualité de vie possible. D'autres décident qu'ils veulent arrêter leur médication pour voir s'ils en ont encore « besoin ». Si vous décidez d'arrêter votre médication, assurez-vous d'en parler d'abord avec votre médecin. Il ne faut pas interrompre votre médicament contre le TDA trop abruptement, surtout les médicaments non stimulants. Votre médecin saura comment réduire votre dosage en toute sécurité, afin que vous ayez moins d'effets secondaires dus à l'arrêt.

Après avoir arrêté, certaines personnes décident qu'elles veulent revenir à leur médication, tandis que d'autres décident que la médication n'est plus quelque chose dont elles ont besoin. Il peut être utile de vous accorder un « créneau » de deux semaines après avoir arrêté votre médication. Après ce temps, observez-vous et prenez le temps de réfléchir et de parler avec votre famille pour voir comment vous réagissez. Vous remarquerez peut-être, même avant que ces deux semaines ne soient écoulées, que votre médicament vous aidait vraiment. Il est correct de réaliser que vous avez besoin d'un médicament pour fonctionner à la hauteur de votre potentiel.

POURQUOI LE MÉDECIN CHANGE-T-IL (ENCORE) MON MÉDICAMENT?

Il n'existe pas d'analyses sanguines pour le TDA comme pour d'autres maladies, comme le diabète. Par conséquent, trouver le médicament idéal pour vous implique des essais et des erreurs et c'est pourquoi votre médecin peut avoir besoin de modifier le dosage, voire votre médicament, afin que vous en receviez le plus de bienfaits et le moins d'effets secondaires. Il y a différents médicaments disponibles et, si l'un vous cause des problèmes, un autre peut mieux fonctionner. Il est très important de dire à votre médecin comment votre médicament vous affecte; il pourra alors vous aider.

Rappelez-vous qu'il peut s'écouler quelques semaines avant que vous n'observiez les bienfaits de certains médicaments, particulièrement un non-stimulant. Aussi, votre médecin commencera peut-être avec une dose plus faible qu'il augmentera graduellement; par conséquent, il est possible que vous ne notiez pas beaucoup de changements au début. Soyez patient et parlez ouvertement avec votre médecin.

COMMENT ME RAPPELER DE PRENDRE MON MÉDICAMENT?

Plus vos symptômes du TDA sont graves, plus il y a de risques d'oublier de prendre votre médicament régulièrement (Safren *et al.*, 2007). Vous ne penserez pas à votre médicament à cause d'un oubli ou d'une distraction, ou vous pourriez éviter de le prendre à cause d'effets secondaires indésirables. Vous serez plus sujet à ne pas oublier votre médicament, si vous en retirez plus de bienfaits que d'effets secondaires.

Pour vous rappeler de prendre votre médicament, achetez un pilulier hebdomadaire divisé en sections identifiées à chaque jour de la semaine. Le pilulier vous aide à vous rappeler de prendre votre médicament et éviter aussi de le prendre deux fois. Vous pourriez même obtenir gratuitement un pilulier à la pharmacie ou au bureau du médecin. Il est beaucoup plus facile de vous rappeler de remplir votre pilulier si vous êtes fidèle à le faire le même jour de chaque semaine. Qui plus est, le remplir plus d'un jour de la semaine à la fois est encore plus efficace.

Une autre façon de vous rappeler votre médicament, c'est de le prendre à la même heure, chaque jour. Réglez une alarme (par exemple, sur votre téléphone cellulaire) pour vous le rappeler. En prenant votre médicament à la même heure chaque jour, non seulement vous développez une bonne habitude, mais vous vous assurez que votre médicament se répartit uniformément dans votre organisme dans un cycle de 24 heures.

SI JE N'AIMAIS PAS PRENDRE DES MÉDICAMENTS QUAND J'ÉTAIS ENFANT, POURQUOI ESSAYER DE NOUVEAU?

Il est important de chercher à comprendre pourquoi vous n'avez pas connu de bonnes expériences avec les médicaments quand vous étiez enfant. Était-ce parce que quelqu'un vous «forçait» à prendre un médicament ? Avez-vous ressenti des effets secondaires ? Deviez-vous quitter chaque jour votre salle de classe, afin de prendre votre médicament au bureau de l'infirmière ?

Personne ne peut vous forcer à prendre un médicament pour le TDA maintenant que vous êtes un adulte. Le choix vous appartient totalement. En outre, les médicaments ont été améliorés depuis votre enfance. Les nouveaux médicaments offrent plus de bienfaits et moins d'effets secondaires qu'auparavant. Comme vous l'avez vu plus tôt dans ce chapitre, les médicaments sont désormais disponibles dans des formules à libération prolongée. Ce qui signifie que vous n'avez qu'à prendre une pilule par jour. Les gens qui utilisent des formules à libération prolongée peuvent ressentir moins d'effets secondaires par rapport aux formules à libération rapide, à cause de la quantité plus uniforme de médicament libéré dans le corps d'heure en heure tout au long de la journée (McGough *et al.*, 2003).

Si vous avez pris des stimulants pour le TDA quand vous étiez enfant, il y a de bonnes nouvelles. Une étude de Biederman et ses collègues (2009) a révélé que les adultes ayant le TDA qui avaient pris des stimulants enfants fonctionnaient mieux socialement et psychologiquement si on les comparait aux adultes ayant le TDA qui n'avaient pas pris de stimulants à cet âge. Les enfants qui avaient pris des stimulants étaient moins à risque de développer des troubles de dépression et d'anxiété plus tard dans leur vie (Biederman *et al.*, 2009)

Quand vous rencontrez votre médecin, assurez-vous d'être honnête avec lui à propos de vos expériences antérieures avec les médicaments. Dites-lui quels médicaments vous avez pris et comment vous vous sentiez : cette information peut affecter ce que le médecin vous prescrira. Si vous n'êtes pas certain des médicaments que vous preniez, demandez à vos parents ou voyez si certains de vos dossiers médicaux antérieurs sont disponibles.

PRENDRE UN MÉDICAMENT, N'EST-CE PAS SEULEMENT UNE BÉQUILLE ?

Le TDA est un trouble génétique et biologique, tout comme le diabète. Vous ne diriez pas à quelqu'un qui prend de l'insuline que c'est une béquille ! Vous vous sentez peut-être comme si vous deviez être capable, sans avoir recours à aucun traitement, de «venir à bout» tout seul du TDA. Toutefois, rappelez-vous que, quand vous souffrez du TDA, vous souffrez d'une carence de dopamine, un neurotransmetteur du cerveau. Le médicament est un moyen relativement sûr et efficace de permettre à votre cerveau d'obtenir les neurotransmetteurs dont il a besoin. Le médicament peut vous permettre d'atteindre votre potentiel et de devenir la personne que vous savez pouvoir être.

AUTRES TRAITEMENTS CONTRE LE TDA

Le counseling, le neurofeedback et le coaching peuvent procurer un soulagement additionnel de vos symptômes, même si vous ne prenez pas de médicament. Quoiqu'il y ait plus de preuves scientifiques sur l'efficacité des médicaments d'ordonnance que pour ces traitements alternatifs, de plus amples recherches sont en cours.

Counseling

Vous avez peut-être essayé d'améliorer vos relations ou votre qualité de vie par vous-même et vous sentez peut-être que vous ne faites toujours pas beaucoup de progrès. Un tiers professionnel (neutre) peut vous aider à trouver des solutions à la mesure des défis que pose votre TDA. Parfois, il peut s'avérer très utile d'avoir simplement quelqu'un qui vous écoute sans vous juger. Vous voulez peut-être parler de ce que le TDA a affecté dans votre vie, incluant discuter de tout sentiment persistant de colère ou de tristesse.

Le counseling peut faire plus que seulement vous aider; il peut aussi aider votre relation conjugale ou de longue date et votre relation avec votre famille. Il existe des cliniciens en santé mentale qualifiés spécifiquement en counseling conjugal et familial. D'autres ont reçu une formation complémentaire en thérapie conjugale et familiale.

QUELLES TECHNIQUES CES CONSEILLERS UTILISENT-ILS?

Certains cliniciens en santé mentale ont une formation en *thérapie cognitivo-comportementale* (TCC), une approche thérapeutique. La TCC peut être utile pour traiter le TDA chez l'adulte (Salakari *et al.*, 2010; Solanto *et al.*, 2010; Safren *et al.*, 2005). Un des bienfaits de la TCC, c'est que vous apprenez comment vos convictions à propos d'une situation ont un impact sur votre façon d'y réagir. Par exemple, si on vous disait à l'école que vous n'étiez pas aussi brillant que les autres enfants, vous vous dites peut-être automatiquement: «Je suis incapable de faire ça» quand vous êtes devant une tâche difficile. En TCC, vous apprenez une nouvelle façon de *vous adresser à vous-même* qui peut faire une différence dans la façon de réagir et de tirer un avantage d'une situation. «Je suis incapable de faire ça» devient «Je peux réussir cette tâche» ou «Je ferai de mon mieux».

QUESTIONS ET PRÉOCCUPATIONS AU SUJET DU COUNSELING

Gardez à l'esprit que le counseling n'est pas un moyen pour guérir tous vos problèmes. Comme beaucoup d'autres choses dans la vie, vous ne récoltez du counseling que ce que vous y semez. Si vous sentez que ça ne «clique» pas avec un conseiller, il y en a d'autres parmi lesquels choisir. Il est normal de questionner quelques conseillers avant de vous sentir à l'aise. Comme vous l'avez appris dans le chapitre 2, quand vous cherchez un conseiller, demandez-lui l'étendue de son expérience de travail avec des adultes souffrant du TDA; demandez-lui aussi ce qu'il pense du diagnostic de TDA et de l'usage de médicaments pour traiter le TDA. Assurez-vous que son point de vue sur ces deux sujets concorde avec le vôtre.

Si vous avez des questions sur les techniques ou la formation thérapeutiques d'un conseiller, posez-les. Dites-lui aussi que vous êtes inquiet à propos de ce qu'il a recommandé ou dit durant la séance. Les bons conseillers apprécient les questions et les réactions. Pour plus d'information sur la façon de trouver un conseiller, consultez le chapitre 2 et la section Ressources à la fin du livre.

Neurofeedback

Un cerveau atteint du TDA et un cerveau non atteint émettent des types différents d'ondes thêta et bêta. Le but du neurofeedback consiste à enseigner à la personne comment modifier ses ondes cervicales en contrôlant un jeu d'ordinateur avec son esprit. Des capteurs sont fixés sur votre cuir chevelu et près de chaque oreille. Les capteurs sont connectés à un appareil qui crée un *électroencéphalogramme* (EEG), une lecture des ondes de votre cerveau. Le thérapeute (ou une autre personne administrant le neurofeedback) peut dire comment le cerveau réagit en regardant l'EEG. Quand une personne connaît une réduction d'ondes thêta et une augmentation d'ondes bêta, elle peut se concentrer davantage et aussi mieux relaxer. Cela semble quasi paradoxal, mais plus vous apprenez à votre cerveau à relaxer, plus il peut se concentrer.

Les traitements de neurofeedback peuvent être dispendieux et un traitement complet exige plusieurs visites. En outre, peu d'études démontrent son efficacité à long terme pour traiter le TDA. Cependant, certaines études ont démontré que le neurofeedback est plus efficace que l'absence totale de traitement (Gevensleben *et al.*, 2009). Tout comme dans le cas de la tomographie à émission monophotonique (SPECT) mentionnée dans le chapitre 3, si vous pouvez vous permettre ce traitement et qu'il fonctionne pour vous, c'est merveilleux. Toutefois, pour beaucoup des gens, les chances d'amélioration ne compensent pas le coût potentiel des séances.

Coaching

Le coaching, ou accompagnement, s'apparente à un «counseling léger». Dans les séances de coaching, vous apprenez à fixer des objectifs, établir des priorités et vous organiser plutôt que de parler de votre passé et de vos sentiments. Les coachs peuvent vous rencontrer en personne, mais certains offrent des séances de coaching en ligne. Certains coachs peuvent même se rendre chez vous ou sur votre lieu de travail, afin d'avoir un meilleur aperçu de votre mode de vie et des domaines dans lesquels vous avez besoin d'aide. Les coachs peuvent vous enseigner des techniques d'adaptation et vous aider à organiser votre espace. Quand vous exécutez une tâche, le coach peut vous aider à fixer des échéances réalistes et vous pouvez le contacter pour lui faire un compte rendu de vos progrès. Cela vous rend encore plus responsable de la somme de travail que vous réalisez.

Il existe certains programmes de certification pour les coachs en TDA, quoiqu'un diplôme ne soit pas requis. De plus, il existe actuellement au Québec une école reconnue en coaching par l'Ordre des praticiens de naturopathie et des naturothérapeutes (OCPNN). Quand vous cherchez un coach, demandez des références et demandez au coach ses expériences spécifiques de travail avec des clients ayant le TDA. Vous pouvez trouver de l'information sur le coaching dans la section Ressources à la fin du livre.

RÉSUMÉ

Dans ce chapitre, vous avez découvert certaines options de traitement disponibles pour le TDA : médication, counseling, neurofeedback et coaching. Le choix du traitement vous appartient en totalité ; chaque traitement a ses bienfaits et ses effets secondaires. La meilleure méthode pour déterminer votre traitement consiste à vous renseigner sur les options offertes. Dans le prochain chapitre, vous serez informé au sujet de certains problèmes parmi les plus courants qui affectent les gens ayant le TDA : abus de substances, dépression, anxiété et troubles alimentaires.

CHAPITRE 5

TROUBLES COEXISTANT AVEC LE TDA

Un diagnostic de TDA peut mettre en lumière d'autres problèmes. Quand vous souffrez du TDA, vous êtes plus enclin à avoir un problème d'abus de substances. Outre ce problème, les gens ayant le TDA ont aussi un taux plus élevé de dépression, d'anxiété et de troubles de l'alimentation, ce qui peut entraîner plus de difficultés dans le fonctionnement au jour le jour et exiger un traitement médicamenteux supplémentaire (Spencer, 2009). Quand vous êtes affecté par un autre trouble en plus du TDA, on l'appelle un *trouble de comorbidité*. Cela signifie simplement que vous souffrez du TDA et de quelque chose d'autre en même temps. Dans ce chapitre, vous apprendrez à connaître ces problèmes, y compris comment obtenir de l'aide à cet effet, afin que vous puissiez vivre une vie plus heureuse et plus productive.

L'AUTOMÉDICATION ET SES EFFETS

Les gens affectés par le TDA sont plus à risque que ceux qui ne le sont pas d'abuser d'alcool et d'autres drogues comme la caféine, la nicotine, la marijuana et la cocaïne; en fait, un adulte sur cinq ayant le TDA a vécu un abus de substance (Wilens et Upadhyaya, 2007). Il y a aussi un taux plus élevé de gens affectés par le TDA chez les toxicomanes que dans la population en général (Wilens *et al.*, 2006). Les gens affectés par le TDA commencent aussi à utiliser les drogues à un plus jeune âge et les consomment plus intensément que ceux qui ne sont pas affectés (Wilens *et al.*, 2005). Non seulement les gens ayant le TDA ont un risque accru de dépendance, mais encore il est plus difficile aussi pour ces personnes d'arrêter (et de rester sobres).

Comme vous l'avez lu dans le chapitre 1, quand on souffre du TDA, le cerveau est affecté par une carence en dopamine, un neurotransmetteur chimique. Si votre taux de substances chimiques dans le cerveau est faible, vous trouverez une façon consciente ou non de les remplacer. Cela peut donner lieu à l'usage, l'abus et, éventuellement, la dépendance à des drogues comme la caféine, la nicotine, l'alcool, la marijuana, la cocaïne et les médicaments d'ordonnance. En fait, certaines de ces drogues vous aident vraiment à vous concentrer et à vous sentir comme si votre cerveau était «normal» pendant une courte période de temps. Par contre, ces effets ne durent pas et peuvent causer des symptômes de sevrage désagréables quand vous tentez d'arrêter. Comme vous l'avez appris dans le chapitre 4, la médication sous ordonnance est un moyen plus sûr, mieux régi et moins addictif d'aider votre cerveau à obtenir les substances chimiques dont il a besoin.

> *Il y a eu une augmentation d'adultes diagnostiqués et non diagnostiqués avec le TDA, particulièrement chez des adultes plus jeunes cherchant à traiter leur dépendance. Beaucoup de clients avec une dépendance ont traité leur TDA sans le savoir avec des psychotropes.*
>
> Kelly Aissen, Ph.D,, NCC, LMHC

Caféine

Les gens souffrant du TDA sont deux fois plus à risque d'utiliser la caféine que les gens qui ne sont pas atteints (Walker, Abraham et Tercyak, 2010). La vérité est que la caféine vous aide à vous concentrer... mais seulement durant une demi-heure environ. Les effets secondaires de l'état de manque de caféine durent beaucoup plus longtemps que les bienfaits. Parmi ces effets, il y a les maux d'estomac, les troubles de l'intestin irritable, les maux de tête, le vomissement, la nervosité et l'insomnie. Si vous songez à vous sevrer de la caféine, il est recommandé d'en boire un petit peu moins chaque jour plutôt que d'arrêter abruptement. Cela aidera à atténuer les symptômes du manque. Consultez votre médecin avant de réduire votre consommation de caféine, surtout si vous avez bu de grandes quantités de café ou de thé pendant une longue période de temps.

Nicotine

Les gens souffrant du TDA commencent à fumer plus jeunes, fument plus de cigarettes par jour et ont plus de difficulté à perdre l'habitude (Ribeiro *et al.*, 2008). Plus vos symptômes du TDA sont graves, plus vous êtes à risque d'être un fumeur régulier (Kollins,

McClernon et Fuemmeler, 2005). Les fumeurs ayant le TDA sont aussi plus à risque de consommer d'autres drogues (Biederman *et al.*, 2006). Si vous désirez cesser de fumer, des médicaments sont disponibles, dont Wellbutrin/Zyban (bupoprion HCl), Chantix (varénicline), ainsi que les timbres et la gomme de nicotine. Un stimulant sous ordonnance et les timbre de nicotine peuvent vous aider à cesser de fumer, utilisés seuls ou ensemble (Gehricke *et al.*, 2006). Des méthodes comme l'hypnose et le counseling peuvent aussi aider, surtout si combinées à une thérapie de remplacement de la nicotine (Carmody *et al.*, 2008). Un des avantages d'arrêter de fumer est que les dommages causés aux poumons par la nicotine peuvent se résorber, selon la durée de l'habitude et la quantité de ce que vous avez fumé. Consultez votre médecin si vous songez à cesser de fumer.

Alcool

Si vous êtes affecté par le TDA, vous êtes plus à risque d'abuser de l'alcool que celui qui n'est pas affecté, dans un rapport de 18,5 % à 5,3 % (Barkley, Murphy et Fisher, 2008). En outre, environ 35 à 71 % des alcooliques sont affectés par le TDA (Wilens, 2004). L'abus chronique d'alcool peut conduire à la cirrhose (dommages au foie), l'augmentation du déficit d'attention et, dans les cas extrêmes, la mort.

Vous devez être particulièrement prudent dans votre consommation d'alcool quand vous prenez certains médicaments pour le TDA. Par exemple, si vous prenez des stimulants, vous pouvez ne pas ressentir les effets habituels de votre consommation d'alcool jusqu'à ce que l'effet des médicaments se dissipe. Puis, vous pouvez éprouver soudainement l'impact de la quantité d'alcool absorbée. Cependant, même si vous ne vous sentez pas «planer» à cause de l'alcool pendant que votre médicament agit, vos réflexes peuvent toujours être affaiblis. Questionnez votre médecin sur les effets secondaires potentiels de la consommation d'alcool pendant que vous prenez des médicaments.

Marijuana et cocaïne

Il arrive parfois que des gens souffrant du TDA signalent que, la première fois qu'ils ont consommé de la marijuana ou de la cocaïne, leur cerveau leur semblait enfin « normal ». Toutefois, la marijuana a des effets secondaires négatifs, comme la perte de mémoire à court terme, le manque de motivation et la somnolence. Les effets secondaires de la cocaïne sont l'agitation, la paranoïa et l'agressivité. Si vous êtes déjà affecté par le TDA, vous ne pouvez pas vraiment vous permettre une réduction de la mémoire à court terme ou de la stabilité de votre humeur. En outre, vous ne pouvez jamais être tout à fait sûr de ce qui peut avoir été mêlé aux drogues achetées illégalement. Le traitement du TDA avec des stimulants réduit le risque d'abus de cocaïne (Levin *et al.*, 2007).

Médicaments d'ordonnance

Au cours des dernières années, on a assisté à une hausse dans l'abus de médicaments prescrits, dont OxyContin (oxycodone), Vicodin (hydrocodone/acétaminophène) et Adderall (mélange de sels d'amphétamine à effet rapide). Environ 26 % des adolescents à qui on prescrit un stimulant pour le TDA vendent ou donnent leur médicament (Poulin, 2007). Dans un sondage auprès de 9 000 étudiants de niveau collégial, 8,1 % avaient utilisé un stimulant sans prescription (McCabe, Teter et Boyd, 2006). Il est très important de prendre un médicament seulement selon ce qui est prescrit et de ne jamais vendre, ni donner votre médicament à quiconque. Si quelqu'un mourait parce qu'il a pris votre médicament, vous pourriez être accusé d'homicide involontaire, sans parler d'une accusation pour avoir vendu ou distribué une substance réglementée.

Signes de dépendance

Si vous pensez avoir un problème de consommation de drogues, il peut être utile de savoir exactement ce que signifie être «en dépendance» (ou «accro»). Quand vous souffrez de dépendance à une substance, vous pouvez éprouver une tolérance accrue à la drogue et vous pouvez aussi ressentir des effets de sevrage.

- **Tolérance.** Quand vous avez besoin d'une quantité toujours plus grande (ou fréquente) d'une substance pour obtenir le même effet, vous développez une *tolérance*. Par exemple, un joint ne vous fait plus assez planer ; vous avez maintenant besoin de deux ou même trois joints pour obtenir le même effet. Le temps que prennent votre esprit et votre corps pour développer une tolérance à la substance dépend du produit consommé, de la quantité utilisée chaque fois et de la fréquence d'utilisation.

- **Sevrage.** Le sevrage se présente sous deux formes : psychologique et physiologique. Le *sevrage* se produit quand vous avez une réaction psychologique (esprit) ou physiologique (corps) parce que vous diminuez ou arrêtez l'usage d'une substance. Vous pouvez ressentir des symptômes psychologiques de sevrage comme l'agression, la confusion et la paranoïa. Vous pouvez aussi ressentir des effets physiologiques de sevrage, dont la nausée, les tremblements et les convulsions.

Quoi faire si vous pensez être dépendant

Si vous avez compris que votre consommation de drogue ou d'alcool devient hors de contrôle, contactez votre médecin ou un professionnel de la santé mentale et parlez-lui de votre consommation de drogue ou d'alcool. Il est important que vous l'informiez de la drogue que vous utilisez, de la quantité et de la fréquence d'utilisation. Vos médicaments d'ordonnance peuvent interagir avec votre « automédication ». Il est particulièrement important de parler à votre médecin si vous diminuez ou cessez l'usage de drogue, à cause des possibles effets de sevrage. Dans le cas de l'alcool, si vous en abusez depuis longtemps, arrêter abruptement peut conduire à la confusion et même à des convulsions. Il existe des programmes de traitement disponibles qui peuvent vous aider à « revenir à la normale » en toute sécurité. Soyez honnête avec vous-même et les autres en ce qui concerne votre abus. Rappelez-vous, vous n'êtes pas seul ; beaucoup de gens affectés par le TDA ont eu des problèmes de dépendance.

TROUBLES DE COMORBIDITÉ

Les troubles de comorbidité sont des troubles qu'une personne peut ressentir concurremment. Il est très courant que des gens ayant le TDA souffrent de dépression, d'anxiété et même de troubles alimentaires. Il n'est pas clair si le TDA partage certains facteurs génétiques avec la dépression et l'anxiété, si les gens affectés sont seulement plus sujets à la dépression et l'anxiété à cause de difficultés accrues éprouvées, ou si l'explication est une combinaison de facteurs génétiques et environnementaux.

Dépression et anxiété

Souffrir de dépression et d'anxiété est assez courant quand vous êtes affecté par le TDA : environ 25 à 50 % des gens ayant le TDA ont aussi des problèmes de dépression ou d'anxiété (Fischer *et al.*, 2007). Les symptômes de la dépression et de l'anxiété peuvent être très similaires et apparaître simultanément.

Dans la liste ci-dessous, combien de symptômes possibles de dépression et d'anxiété éprouvez-vous ? Cochez les cases.

☐ Ne pas apprécier des activités autant que d'habitude (ce qui n'est pas la même chose que ressentir de l'ennui).

☐ Connaître des crises de larmes ou avoir envie de pleurer.

☐ Se retirer des activités sociales.

☐ Avoir de la difficulté à ressentir du plaisir.

☐ Redouter d'avoir à se lever le matin.

☐ Être facilement irritable.

☐ Perdre ou gagner du poids de manière significative.

☐ Se sentir paniqué(e) sans raison (comme dans le trouble de panique).

☐ Avoir peur de sortir en public (comme dans la phobie sociale ou l'agoraphobie).

☐ Avoir de la difficulté à dormir.

☐ Devenir de plus en plus inquiet/inquiète.

☐ Se réveiller trop tôt le matin et ne pas être capable de se rendormir.

☐ Faire les cent pas ou se tordre les mains.

☐ Bouger et parler plus lentement que d'habitude.

☐ Sentir que vous seriez mieux mort ou souhaiter disparaître.

Si vous avez coché deux cases ou plus, lisez la section « Traitement pour la dépression et l'anxiété » plus loin dans ce chapitre qui décrit qui contacter pour demander de l'aide. Si vous avez coché la dernière case de la liste et/ou que vous sentez vouloir mettre fin à votre vie, contactez le centre de prévention de votre région administrative ou téléphonez à la Fondation Suicide Action Montréal (Sam) au 514 723-4000 ou sans frais, ailleurs au Québec, au 1 866 277-3553. Vous pouvez aussi composer le 911. Sachez que si la police, le personnel médical ou les professionnels en santé mentale sentent que vous constituez un danger pour vous-même ou pour les autres, ils peuvent vous hospitaliser contre votre gré. Mais l'alternative d'autodestruction est beaucoup plus grave.

TROUBLES DE LA DÉPRESSION

Les troubles dépressifs comprennent la dépression majeure, le trouble bipolaire I et la *dysthymie* (dépression légère). Parfois, une forme plus légère de trouble bipolaire, dite bipolaire II, est prise à tort pour le TDA, et vice versa. C'est que l'*hypomanie* (manie légère) en bipolarité I et II peut être prise à tort pour l'impulsivité et la distractibilité présentes dans le TDA. Une différence entre le trouble bipolaire et le TDA, c'est que parfois les gens souffrant du trouble bipolaire peuvent rester debout durant des nuits entières sans avoir besoin de se reposer. En outre, les gens souffrant de trouble bipolaire connaissent des hauts (manie) et des bas (dépression) extrêmes. Des médicaments appelés *stabilisateurs de l'humeur* sont habituellement prescrits pour le trouble bipolaire, tandis que des antidépresseurs sont prescrits pour le trouble de dépression majeure et la disthémie.

Les gens peuvent aussi souffrir du TDA et de dépression en même temps. Comme mentionné plus haut, il n'est pas évident de déterminer si les gens affectés par le TDA sont génétiquement plus prédisposés à la dépression, ou si les frustrations et les turbulences causées par le TDA entraînent la dépression, ou si la dépression est causée par une combinaison de ces facteurs. La médication et le counseling peuvent aider à traiter les troubles dépressifs.

TROUBLES D'ANXIÉTÉ

Les troubles d'anxiété comprennent le trouble d'anxiété généralisé, le trouble obsessionnel compulsif, la phobie sociale et le trouble panique. Les gens affectés par le TDA tendent plus à souffrir de ces troubles de l'anxiété que la population en général (Barkley, Murphy et Fischer, 2008). Parfois, les gens affectés par le TDA ont développé une *phobie sociale* (extrême timidité) résultant d'avoir été avertis constamment d'arrêter de parler à leurs camarades de classe, d'avoir la mauvaise habitude d'interrompre et, aussi, de commettre des erreurs sociales. Certaines personnes souffrant du TDA peuvent éprouver des symptômes du trouble obsessionnel compulsif parce qu'elles essaient de compenser leurs comportements relevant du TDA. S'il vous est déjà arrivé d'oublier de verrouiller la porte d'entrée, il se peut que, maintenant, vous la vérifiez quelques fois avant d'aller au lit, ou vous pouvez même rebrousser chemin jusqu'à la maison pour vérifier de nouveau le verrou. Des antidépresseurs et des *anxiolytiques* (médicaments contre l'anxiété) sont couramment prescrits pour les troubles d'anxiété. Le counseling peut aussi aider à les traiter.

TRAITEMENT POUR LA DÉPRESSION ET L'ANXIÉTÉ

Le traitement est disponible pour la dépression et l'anxiété, mais il peut s'avérer difficile pour vous de trouver l'énergie suffisante pour demander de l'aide. Si c'est le cas, demandez à des membres de la famille ou à des amis de prendre rendez-vous pour vous auprès d'un clinicien en santé mentale et de vous y conduire. Le counseling et la médication peuvent aider à ce que vous vous sentiez de nouveau faisant partie de la vie. Rappelez-vous : personne n'a à se sentir ainsi. L'aide est disponible : pourquoi ne pas en profiter ?

Dans les cas graves, les sentiments de dépression et d'anxiété peuvent amener la personne à se sentir suicidaire. Si vous pensez à vous blesser ou que vous seriez mieux mort, téléphonez au centre de prévention de votre région administrative ou à la Fondation Suicide Action Montréal (Sam) au 514 723-4000 ou, sans frais ailleurs au Québec, au 1 866 277-3553. Vous pouvez aussi composer le 911. Tel que dit plus haut, sachez que, si la police, le personnel médical ou les professionnels en santé mentale estiment que vous constituez un danger pour vous-même ou pour les autres, ils peuvent vous hospitaliser contre votre gré. Mais l'alternative d'autodestruction est beaucoup plus grave.

Troubles alimentaires

Les femmes souffrant du TDA ont quatre fois plus de chances d'avoir des troubles alimentaires, comme la boulimie et l'anorexie, que les femmes qui n'en souffrent pas (Biederman *et al.*, 2007). En fait, une étude a démontré que plus d'adultes affectés par le TDA avaient un trouble alimentaire que tout autre trouble comorbide (Mattos *et al.*, 2004). Quand on souffre de boulimie, on se fait vomir ou on utilise des laxatifs afin de se purger après avoir ingurgité une grande quantité d'aliments. Quand on souffre d'anorexie, on réduit sévèrement sa consommation de nourriture et de calories. Si vous soupçonnez être boulimique ou anorexique, assurez-vous d'en parler à votre médecin afin d'obtenir le traitement dont vous avez besoin. Des médicaments comme Wellbutrin (bupropion) ne sont pas recommandés pour des gens souffrant de troubles alimentaires, à cause d'un risque accru de crise.

RÉSUMÉ

Si vous souffrez du TDA, vous êtes plus sujet aux abus de substances et d'autres troubles comorbides comme la dépression, l'anxiété et les troubles alimentaires. Dans ce chapitre, vous avez découvert les raisons pour lesquelles les gens affectés par le TDA sont plus sujets à avoir des troubles comorbides. Vous avez aussi découvert l'aide disponible quand vous éprouvez ces symptômes. Dans le prochain chapitre, vous en saurez davantage sur les changements à apporter à votre environnement et à vos habitudes personnelles pour gérer plus efficacement le TDA.

CHAPITRE 6

CHANGEMENTS DE MODES DE VIE

Dans le chapitre 5, nous avons abordé le sujet des troubles comorbides du TDA, comme l'abus de substances, la dépression, l'anxiété et les troubles alimentaires. Maintenant qu'on a posé un diagnostic de TDA, vous réalisez peut-être pourquoi vous êtes enclin à être désorganisé et débordé, et pourquoi vous avez de la difficulté à dormir. Dans ce chapitre, vous verrez comment changer votre cadre de vie et de travail et comment prendre bien soin de vous afin de pouvoir gérer plus efficacement le TDA. Prendre bien soin de vous signifie dormir suffisamment, faire de l'exercice et des choix alimentaires sains. Le changement peut sembler une tâche herculéenne quand vous souffrez du TDA, toutefois, même de petits changements peuvent faire une grande différence dans votre vie.

RÉDUIRE LE FOUILLIS ET S'ORGANISER

Ce peut être difficile de définir précisément le fouillis, mais on sait ce que c'est quand on le voit. Il peut y avoir des objets qui prennent *seulement* de la place sur votre bureau... des objets que vous n'utilisez jamais. Vous avez peut-être des reçus et des factures partout sur le plancher de votre bureau à domicile parce que vous ne savez pas si vous en avez besoin, ni comment les classer. Le fouillis crée un *stress visuel* : le sentiment d'être submergé parce qu'il y a trop d'«affaires» dans votre environnement. Le fouillis à la maison ou au travail peut saper votre énergie, entraînant l'inefficacité et le manque de rendement.

ORGANISEZ-VOUS EFFICACEMENT

Il est possible de créer un cadre de vie et un environnement de travail plus propres et ménager vos forces quand vous mettez de l'ordre en utilisant les bons outils organisationnels et en ayant l'aide de quelqu'un pour compléter certaines tâches.

Les gens souffrant de TDA ayant tendance à hyperfocaliser sur les projets (même jusqu'à l'épuisement professionnel), réglez une minuterie à 30 minutes quand vous commencez à mettre de l'ordre. Cessez quand la minuterie se déclenche. Prenez une pause de 15 minutes. Allez marcher dehors et changez le rythme de ce que vous faites. Après votre pause, travaillez encore 30 minutes. N'oubliez pas de vous récompenser pour le travail bien fait.

Beaucoup de gens souffrant du TDA pensent qu'ils ne peuvent pas recevoir d'invités chez eux à cause de l'ampleur du fouillis et du désordre à leur domicile. C'est malheureux parce que le contact social est très important pour les gens qui souffrent du TDA. Une solution à court terme serait de trouver un grand panier ou un bac avec couvercle. Si quelqu'un s'annonce à l'improviste, faites disparaître le fouillis de vos comptoirs en mettant le tout dans le bac. Une fois le couvercle fermé, personne ne saura jamais ce qui s'y trouve. Vous aurez des comptoirs nets en un rien de temps! Un autre avantage pratique à cacher le fouillis dans un bac ou un panier, c'est que tout sera à la même place quand vous serez prêt à faire le tri. De toute façon, vous vous rendrez probablement compte que vous n'aviez pas réellement besoin de ce qui se trouve dans le bac!

Une autre façon de rester organisé consiste à trouver un classeur muni de dossiers suspendus, de grands dossiers dans lesquels vous pouvez mettre plusieurs chemises plus petites. Étiquetez chacun des dossiers selon une catégorie particulière, comme «Prêts», «Auto», «École» ou «Taxes». Un dossier étiqueté «Prêts» contiendrait, par exemple, des chemises étiquetées «Prêt étudiant», «Prêt auto» ou «Prêt commercial». Vous pouvez même utiliser un code de couleurs pour vos dossiers et, par exemple, mettre vos documents financiers dans un dossier vert et vos documents légaux dans un dossier bleu. Ainsi, vous pouvez ouvrir un tiroir du classeur et savoir immédiatement quel dossier contient ce que vous cherchez. D'habitude, les gens ayant le TDA réagissent bien aux indices visuels et, donc, les choses accompagnées d'un code de couleurs aident vraiment.

Utiliser un système d'étiquetage peut aussi être pratique. Rangez les objets dans des contenants en plastique transparent et mettez une étiquette indiquant ce qui s'y trouve sur chaque côté de chaque contenant. En étiquetant chacun des côtés, vous saurez de façon certaine ce qui s'y trouve, peu importe dans quel sens le contenant est rangé sur la tablette ou dans le placard. Il existe des appareils d'étiquetage numériques qui ne coûtent pas cher. Pour plus d'information sur les systèmes d'étiquetage, consultez la section Ressources à la fin du livre.

Une autre technique pour une organisation efficace consiste à se trouver un «copain d'organisation». Un «copain d'organisation» est un ami, un parent ou un collègue qui vous aide tandis que vous triez vos papiers, payez vos factures ou complétez toute autre tâche organisationnelle. Comme copain, vous choisirez une personne organisée, patiente, compréhensive et tolérante face au TDA. Les copains d'organisation peuvent vous aider à faire le tri des documents, nettoyer les armoires ou toute autre tâche similaire qui exige du temps et un travail minutieux. Parfois, la seule présence de votre copain dans la pièce peut vous aider à vous concentrer sur une tâche.

Si vous ne pouvez trouver un ami ou un parent qui serait un bon copain d'organisation, des organisateurs professionnels peuvent faire l'affaire. Assurez-vous qu'ils comprennent la désorganisation chronique qui fait partie intégrante du TDA. Demandez-leur s'ils ont déjà travaillé avec des clients souffrant du TDA... et demandez des références.

S'HABITUER À BIEN PRENDRE SOIN DE SOI

Quand vous êtes affecté par le TDA, vous pouvez ne pas être soucieux ou ne pas accorder de l'attention à l'état de votre corps. Cela est dû à ce que les gens souffrant du TDA sont si débordés par le monde extérieur, qu'ils ne portent pas attention à ce qui se passe dans leur monde intérieur. Il est important de prendre soin de soi, c'est-à-dire de prendre des pauses, dormir assez, faire de l'exercice et bien se nourrir.

Vous avez peut-être passé des heures sans manger parce que vous étiez hyperconcentré sur un projet et n'avez pas ressenti les affres de la faim. Vous avez peut-être travaillé pendant un bon moment sans prendre de repos adéquat parce que vous tentiez de boucler un travail en retard. Vous avez peut-être pris du poids parce vous avez tendance à manger quand vous vous ennuyez et que vous mangez trop vite.

Devenir conscient des signaux de votre corps

Souvent, les gens souffrant du TDA ont de la difficulté à saisir les indices que le corps leur donne. Vous pouvez remarquer certaines sensations plus que d'autres. Par exemple, vous pouvez dire quand votre cœur bat la chamade mais, lorsque distrait, il est possible que vous ne sentiez pas votre estomac gargouiller. Quand vous devenez plus conscient des signaux de votre corps, vous pouvez prendre des mesures pour éviter de vous épuiser. Arrêtez-vous durant la journée et demandez-vous : «Qu'est-ce que mon corps me dit?» Pensez à la façon de réagir de votre corps aux différentes situations : à la fatigue, la faim, la tristesse, l'ennui ou au stress. Puis songez à une façon de prendre soin de ce problème. Par exemple, quand vous avez faim, votre estomac peut gargouiller, vous pouvez vous sentir étourdi et vos mains commencent à trembler. Pour éviter que cela se produise, assurez-vous de manger toutes les quatre heures. Apportez une collation avec vous et gardez aussi des trucs à grignoter dans votre auto et votre tiroir de bureau au travail. Quand vous êtes fatigué, vos yeux peuvent commencer à brûler, vous pouvez avoir mal à la tête et être moins attentif que d'ordinaire. Essayez de faire une sieste si possible et de prendre plus de repos la nuit. Pratiquer la prévention peut faire une énorme différence dans votre qualité de vie et cela peut vous aider à réduire les sautes d'humeur et l'irritabilité.

Prenez des pauses

Quand vous faites quelque chose que vous aimez vraiment, peut-être vous concentrez-vous beaucoup ou faites-vous preuve d'une attention extrême. Vous pouvez en oublier de manger, voire même d'aller à la toilette. Il est important de prendre des pauses, même si votre cerveau veut continuer. Réglez une minuterie à 30 minutes, puis prenez une pause de 15 minutes, et répétez. Durant les pauses, levez-vous et bougez. Une des meilleures choses à faire, c'est d'aller dehors pour changer de décor et respirer de l'air frais.

Prendre une pause signifie aussi *vous* donner une pause. Rappelez-vous, il n'y a qu'une partie de votre vie sur laquelle vous exercez un contrôle. Il est important aussi que vous vous pardonniez toute difficulté ou erreur commise dans le passé. Maintenant, vous êtes face à un nouveau départ.

Ayez de bonnes habitudes de sommeil

Le sommeil est votre guérisseur incorporé. Si vous ne dormez pas assez, ce peut être encore plus difficile de vous concentrer et de contrôler vos émotions. Si vous souffrez du TDA, vous avez peut-être de la difficulté à dormir depuis votre enfance et vous ne savez pas ce qu'une bonne nuit de repos signifie (Gruber *et al.*, 2008). Les gens ayant le TDA sont sujets à plus souffrir d'insomnie, avoir plus de difficultés à s'endormir et, dans leur cerveau, une substance chimique appelée mélatonine, qui régule le cycle de veille/sommeil du corps, agit tardivement (Van Veen *et al.*, 2010). Si l'insomnie vous cause des problèmes, consultez un médecin ou un spécialiste du sommeil pour une évaluation. Les médicaments, les compléments alimentaires, les techniques de réduction du stress et l'exercice peuvent vous aider à obtenir suffisamment de sommeil.

Essayez de prendre au moins huit heures de sommeil par nuit. Une heure au moins avant d'aller au lit, commencez à vous détendre en éteignant la télévision et l'ordinateur. Les appareils électroniques peuvent garder en éveil le cerveau souffrant du TDA ; il est donc préférable de les éteindre. Passez à une activité relaxante, comme lire un livre ou écouter de la musique douce. Cela vous aidera à vous détendre et à entrer en mode sommeil. Avoir un environnement relaxant peut vraiment vous aider à prendre une bonne nuit de sommeil. Achetez des bouchons d'oreille, gardez votre chambre sombre et banissez la télévision de votre chambre à coucher.

CONNAÎTRE SON HORLOGE BIOLOGIQUE

Beaucoup de gens souffrant du TDA sont des noctambules : ils préfèrent être éveillés la nuit et dormir le jour. Si vous êtes un oiseau de nuit, il est préférable de trouver une carrière qui réponde à cet horaire. Si ce n'est pas possible, essayez de trouver un métier avec un horaire flexible, afin de pouvoir arriver plus tard le matin.

Afin de maintenir un «régime horaire régulier», essayez de vous lever chaque jour à une heure aussi près que possible de votre heure de lever habituelle, même la fin de semaine. Plus vous pouvez être fidèle à cette heure de lever habituelle, plus il sera facile de vous ajuster quand arrivera le lundi.

TROUBLES DU SOMMEIL

Outre l'insomnie, les gens souffrant du TDA sont sujets à avoir des problèmes de grincement des dents et d'apnée du sommeil. Certaines personnes affectées par le TDA grincent des dents (*bruxisme*) dans leur sommeil ou quand elles sont stressées ou concentrées. Si le bruxisme n'est pas traité, il peut entraîner le bris, l'usure ou la sensibilité des dents. Il peut aussi causer des douleurs musculaires dans la mâchoire et des maux de tête. Si vous avez tendance à grincer des dents, vous pouvez demander à votre dentiste d'adapter à votre dentition un protecteur buccal (gouttière dentaire) que vous porterez la nuit.

L'apnée du sommeil est un trouble grave du sommeil qui peut entraîner encore plus de problèmes d'attention que d'habitude (Beebe *et al.*, 2004). Durant un épisode d'apnée du sommeil, vos voies respiratoires sont bloquées par le tissu mou au fond de la gorge. Certaines personnes arrêtent complètement de respirer (ce qu'on appelle apnée) pendant plusieurs secondes ; d'autres ont des moments où leur taux d'oxygène est si bas que la qualité de leur sommeil est très compromise (ce qu'on appelle hypopnée). Les symptômes courants de l'apnée du sommeil sont le ronflement et se réveiller en se sentant encore fatigué. Même si vous ne vous réveillez pas complètement la nuit, il se peut que votre cerveau n'obtienne pas le sommeil dont il a besoin. Un test dans une clinique du sommeil peut aider à déterminer si vous souffrez d'apnée du sommeil. Consultez votre médecin pour plus d'information. Le traitement pour l'apnée du sommeil est un dispositif de ventilation en pression positive continue (PPC), un appareil respiratoire que vous utilisez la nuit.

Augmentez votre activité physique

Non seulement l'exercice aide à réduire les symptômes du TDA, mais encore il peut contribuer à atténuer les sentiments de dépression et d'anxiété (Kilul, Weden et Culotta, 2009). Comme vous l'avez lu dans le chapitre 1, les gens affectés par le TDA ont un taux plus faible de dopamine, une substance chimique du cerveau. L'exercice peut contribuer à élever le taux de dopamine et, par le fait même, augmenter votre capacité de concentration. L'exercice matinal au saut du lit peut vous aider à retirer le maximum de bienfaits de cette poussée de dopamine tout au long de la journée. Un minimum de seulement 30 minutes d'exercice par jour, trois fois par semaine peut vous aider à vous sentir plus centré et plus reposé en général. Avant de commencer un programme d'exercice, consultez votre médecin.

Peut-être vous demandez-vous par où commencer si vous n'avez jamais fait d'exercice auparavant. Voici quelques éléments à garder à l'esprit au départ.

- Il est important d'avoir un programme d'exercices variés. Répéter la même activité inlassablement ne fera que vous ennuyer.

- Faites des activités qui conviennent à votre niveau d'aptitude, même si vous avez tendance à engager 150 % d'efforts dans ce genre de choses. Si vous n'avez jamais vraiment fait de l'exercice auparavant, il est préférable de commencer en faisant le tour du bloc à pied plutôt que de tâter de l'escalade. L'effort trop intense peut entraîner des blessures ou même des accidents.

- Une excellente motivation, c'est de trouver un partenaire d'exercice. Vous pouvez demander à un ami de se joindre à vous pour une promenade ; il y a aussi des sites en ligne où vous pouvez trouver un partenaire d'exercice selon l'endroit où vous habitez, votre niveau d'aptitude et vos activités préférées. Savoir que vous rencontrez un ami à 18 heures pour une balade à pied peut faire des merveilles pour vous obliger à sortir. Pour plus d'information si vous cherchez un partenaire d'exercice, consultez la section Ressources à la fin du livre.

Mangez correctement

La nourriture est comme un médicament pour le corps. Par conséquent, choisissez votre médicament correctement. L'adage « Vous êtes ce que vous mangez » est tout à fait vrai. Réduisez votre consommation de sucres raffinés et d'aliments transformés. Les aliments frais sont les meilleurs. En outre, habituez-vous à contrôler les portions. Ce qui signifie manger de plus petites quantités de nourriture. Une façon de pratiquer le contrôle des portions consiste à utiliser une assiette plus petite ; cela peut aider à vous sentir rassasié, même si vous avez mangé moins d'aliments. Évitez les régimes à la mode et ceux qui disent que vous devez retrancher complètement certains groupes d'aliments. Avant de commencer tout régime alimentaire, consultez votre médecin.

Les gens souffrant du TDA mangent trop rapidement, ce qui mène à la surconsommation. Vous pouvez ne pas vous rendre compte qu'en réalité vous êtes « plein ». Une solution à ce problème, c'est de pratiquer l'*alimentation consciente*. Quand vous mangez, mâchez lentement et concentrez-vous uniquement sur le goût de vos aliments. Ne regardez pas la télévision, ni ne lisez quand vous mangez : ne faites que manger. Aussi, quand vous mangez, assoyez-vous à la table plutôt que rester debout et mangez dans une assiette plutôt que directement de la boîte. Quand vous vous assoyez à une table et que vous vous concentrez uniquement sur votre nourriture, vous n'avez pas besoin de manger autant pour vous sentir pleinement rassasié. En outre, assurez-vous que ce que vous mangez vous plaît vraiment. Il y a moins de risque de manger trop, si vous mangez quelque chose que vous aimez en premier lieu.

RÉSUMÉ

Dans ce chapitre, vous avez appris combien modifier votre environnement et votre façon de prendre soin de vous peut apporter de grands avantages dans votre vie. Avoir un copain d'organisation peut aider à réduire le fouillis et vivre une vie moins chaotique. Vous avez aussi appris que des gens souffrant du TDA peuvent avoir de la difficulté à prendre bien soin d'eux-mêmes. Vous avez appris comment écouter les besoins de votre corps, incluant prendre des pauses, dormir suffisamment, faire de l'exercice adéquatement et se nourrir sainement. Dans le prochain chapitre, vous découvrirez une autre partie importante du bien-être de soi : obtenir le soutien des autres. Vous verrez aussi comment parler à vos proches de ce que c'est que d'avoir le TDA et quoi faire quand vous sentez que vous ne recevez pas assez de soutien.

CHAPITRE 7

OBTENIR DU SOUTIEN

Maintenant que vous avez reçu votre diagnostic de TDA, vous êtes peut-être à la recherche d'un système de soutien : des gens qui peuvent vous aider à traverser cette épreuve. Dans ce chapitre, vous découvrirez le soutien disponible, non seulement au sein de groupes, mais aussi auprès de votre famille et de vos amis. On vous fera aussi des suggestions sur la façon de parler de votre TDA à autrui, inclant ce que vous pouvez faire si vous sentez que vous n'obtenez pas le soutien dont vous avez besoin.

GROUPES DE SOUTIEN POUR PERSONNES SOUFFRANT DU TDA

Parfois, le seul fait de rencontrer des gens qui vivent des expériences semblables peut rendre l'épreuve plus facile. Heureusement, il existe des groupes de soutien où vous pouvez rencontrer d'autres adultes affectés par le TDA. Il y a des groupes de soutien pour les adultes souffrant du TDA et des groupes pour les parents d'enfants affectés par le TDA. Certains groupes sont des groupes de *psychoéducation*, c'est-à-dire qu'on y parle des faits propres au TDA et qu'on y discute des ressources disponibles. Les groupes de psychoéducation se rencontrent habituellement une fois par mois ; en général, ils sont gratuits, ou on peut assister aux rencontres pour un prix modique. Un groupe de soutien *thérapeutique* traite plus des histoires personnelles et discute des sentiments et des événements de la vie des gens. Les groupes de soutien thérapeutique peuvent se réunir jusqu'à quelques fois par semaine, mais la norme est une réunion hebdomadaire. Ces groupes peuvent demander un montant par séance, ou un montant fixe que vous payez quand vous vous joignez au groupe.

Confidentialité du groupe

Une règle de base des groupes de soutien est que l'information partagée dans le groupe reste dans le groupe. Elle ne peut ni ne devrait pas être partagée avec d'autres. Toutefois, la confidentialité ne peut être garantie, surtout avec un groupe en ligne. En outre, la confidentialité en ligne ne peut jamais être garantie, indépendamment de la quantité de pare-feu et de logiciels antivirus des deux côtés de la connexion Internet.

Que se passe-t-il dans un groupe de soutien ?

Les groupes de psychoéducation sont habituellement dirigés par un ou deux leaders. Le rôle du leader consiste à garder le groupe sur le sujet, procurer du soutien aux membres du groupe, accompagner les conférenciers invités, offrir des ressources aux participants du groupe et s'occuper des aspects financiers et logistiques de la gestion du groupe. Au début de chaque rencontre, les leaders se présentent et introduisent les sujets à l'ordre du jour. Ils peuvent demander à chaque membre du groupe de se présenter et exprimer ce qu'ils attendent de leur participation au groupe. Ensuite, un conférencier invité traite d'un sujet relié au TDA, comme les progrès réalisés dans le domaine. Une séance de questions-réponses peut suivre. Le leadeur demandera ensuite s'il y a d'autres sujets dont les participants voudraient discuter, puis la réunion est ajournée.

D'ordinaire, les groupes thérapeutiques sont dirigés par un ou deux cliniciens en santé mentale. Au début de la rencontre, les leaders peuvent résumer les sujets discutés lors de la dernière rencontre. Ils rappellent aussi aux membres du groupe que la confidentialité doit être maintenue à l'extérieur du groupe. Ensuite, les membres du groupe parlent du déroulement de la vie de chacun d'eux depuis la réunion précédente. D'autres membres du groupe et les leaders font des commentaires. Le groupe peut se concentrer sur les expériences d'un membre pendant la majeure partie de la réunion, surtout s'il traverse une période de crise. Les leaders concluent la réunion en résumant ce qui a été discuté et les membres peuvent partager ce qu'ils ont appris depuis qu'ils font partie du groupe. Pour plus d'information sur les groupes de soutien pour le TDA de votre région, consultez la section Ressources sous «Organismes pour le TDA» à la fin du livre.

Les adultes souffrant du TDA ont besoin de compassion, d'acceptation, d'informations pratiques et de conseils pour réussir. Ils peuvent trouver tout cela dans un groupe de soutien.

Lori Burack, MSW, LCSW

Forums en ligne

Dans le cas où un groupe de soutien local n'est pas disponible ou accessible, les forums en ligne peuvent être utiles. Quand vous n'avez que quelques minutes ici et là, ces forums sont des lieux fantastiques où s'enregistrer et obtenir de l'information et du soutien. Rappelez-vous, comme pour tout ce que vous partagez sur Internet, la confidentialité ne peut jamais être garantie.

Les forums en ligne consistent en un dialogue entre un *auteur original*, qui présente un sujet ou une question, et des *intervenants*, qui donnent leurs opinions et suggestions. Les forums en ligne dignes de confiance ont des *modérateurs* qui s'assurent que le forum est utilisé avec efficacité et respect. En général, les forums sont disponibles sans frais, ou en échange d'un coût d'adhésion annuel modique. Pour plus d'information sur les forums en ligne, consultez la section Ressources à la fin du livre.

OBTENIR DU SOUTIEN DE LA FAMILLE ET DES AMIS

Garder le contact avec les personnes les plus importantes pour vous, soit votre famille et vos amis, fait partie de la gestion et de la sollicitation d'aide pour le TDA. Dans cette section, vous apprendrez comment parler du TDA à votre époux/épouse ou partenaire, vos enfants, les autres membres de votre famille et vos amis. En éduquant vos proches sur le TDA, vous ouvrez une nouvelle porte à une meilleure communication et compréhension.

En plus de parler avec vos proches, donnez-leur ce livre. Dites-leur qu'il les aidera à mieux comprendre à quoi les choses ressemblent dans le «monde du TDA». Montrez à vos proches que vous comprenez qu'ils soient frustrés quand vous faites certaines choses. Dites-leur que ces événements sont aussi frustrants pour vous et que vous n'essayez pas de les pousser à bout. Référez-les aussi aux livres et sites en ligne qui sont énumérés dans la section Ressources à la fin du livre.

Parler avec votre époux/épouse ou partenaire

Dans la plupart des cas, vous passez plus de temps avec votre époux/épouse ou partenaire qu'avec qui que ce soit d'autre dans votre vie. Votre époux/épouse ou partenaire est peut-être la première personne à vous avoir suggéré d'être évalué pour le TDA. Si vous avez obtenu un diagnostic par vous-même, ou si c'est la première fois que vous en parlez avec votre époux/épouse ou partenaire, vous craignez peut-être la réaction que cela suscitera. Toutefois, ne soyez pas étonné si, en fait, votre époux/épouse ou partenaire est soulagé(e) qu'il y ait un nom pour les comportements qu'il ou elle a notés.

Comme les gens affectés par le TDA peuvent ne pas réaliser pleinement l'impact de leurs comportements sur autrui, il peut être utile pour l'époux/l'épouse ou le partenaire d'assister aux séances de médication et de counseling avec vous (Knouse *et al.*, 2005). Votre époux/épouse ou partenaire a peut-être perçu certains comportements chez vous dont vous n'êtes pas encore conscient. Cette information pourrait fournir au médecin ce qu'il lui faut pour affiner son diagnostic. Parlez-en à votre médecin ou à votre conseiller si vous désirez être accompagné(e) de votre époux/épouse ou partenaire à vos rendez-vous.

Parler avec vos enfants

Vous vous demandez peut-être si vous devriez révéler votre diagnostic de TDA à vos enfants. Pour des enfants plus vieux, comme des adolescents, il peut être très utile de partager cette information, tout en les informant des causes génétiques du trouble. Il est particulièrement important d'expliquer à vos enfants que ne pas traiter le TDA rend une personne plus à risque de développer un abus de substances, une dépression, de l'anxiété ou des troubles alimentaires. Vous désirerez peut-être aussi souligner qu'obtenir de l'aide peut grandement réduire les risques que de telles choses se produisent. Il est important de souligner à votre enfant qu'il devrait se sentir libre de parler avec vous chaque fois que quelque chose l'inquiète. Le seul fait de savoir qu'un parent est disponible pour parler peut faire une énorme différence dans la vie d'un enfant.

Vous voulez aussi que votre enfant sache combien il est important de prendre des mesures de sécurité (comme porter un casque en vélo ou boucler sa ceinture en auto) avant de s'engager dans certaines activités. Cela, parce que certains enfants souffrant du TDA sont plus sujets aux blessures et aux accidents que les gens qui ne sont pas affectés (Sabuncuoglu, 2007 ; Thompson *et al.*, 2007).

Soyez conscient de ce que tout ce que vous dites à votre enfant peut être partagé avec d'autres. Soyez particulièrement prudent quand vous parlez de votre usage de médicaments avec vos enfants, surtout si vous prenez des stimulants. Même si votre enfant ne tente pas d'avoir accès à vos médicaments, ses amis le pourraient.

Parler à vos amis

Le choix des gens à qui vous révélerez votre diagnostic dépend grandement de la confiance que vous avez en la personne. Vous voulez être assez sûr que votre ami/amie gardera votre diagnostic secret et qu'il écoutera sans juger, ni condamner. Quand vous révélez que vous souffrez du TDA, dites à votre ami/amie que vous aimeriez que l'information reste juste entre vous deux. Néanmoins, sachez que la confidentialité ne peut être garantie. Malheureusement, les problèmes de santé mentale sont toujours stigmatisés mais, pour l'essentiel, vous devriez trouver beaucoup de soutien.

Si vous êtes mal à l'aise de parler de votre diagnostic à un ami, songez à ne mentionner que certains aspects pour lesquels vous avez besoin de soutien, comme rester organisé et diminuer vos interruptions durant une conversation. Dites spécifiquement à votre ami comment il peut vous aider : simplement vous écouter, prendre une marche avec vous durant les pauses ou, même, seulement vous donner une accolade quand vous en avez besoin.

Difficultés à obtenir du soutien

Qu'arrive-t-il si votre époux/épouse ou votre partenaire, votre famille ou vos amis ne croient pas que le TDA existe, pensent que vous avez été mal diagnostiqué ou que vous ne devriez pas prendre de médicament ? Parfois, les gens deviennent frustrés et intolérants devant ce qu'ils ne comprennent pas. Si vous avez le TDA, il y a fort à parier que les gens les plus importants dans votre vie ignorent les facteurs génétiques et biologiques du TDA ainsi que les symptômes et comportements qui en résultent. Si votre famille ou vos amis pensent que vous avez été mal diagnostiqué, parlez-leur du TDA. Vous pourriez en apprendre plus sur vous-même et sur les effets de votre comportement sur autrui. Prenez le temps de parler calmement de votre diagnostic. Présentez des faits, à savoir que le TDA est un trouble héréditaire et biologique et qu'on a identifié plusieurs gènes du TDA. Vous gagnerez plus à renseigner les autres si vous gardez une attitude calme et posée.

SOUTIEN EN MILIEU DE TRAVAIL

Une fois que vous avez obtenu votre diagnostic de TDA, vous songerez peut-être à faire ou obtenir des accommodements dans votre milieu de travail. Les *accommodements* sont des façons dont vous ou votre employeur pouvez adapter votre milieu de travail afin qu'il vous soit plus facile de vous concentrer et d'être efficace. Ces accommodements en milieu de travail incluent d'obtenir que votre employeur rédige les consignes de travail ou que vous ayez un bureau avec une porte plutôt que de travailler dans un cubicule ouvert. Vous pouvez obtenir des accommodements soit en adaptant votre espace et vos habitudes de travail par vous-même, soit en demandant des arrangements à votre employeur. Plus vous pouvez acquérir d'accommodements par vous-même, moins vous aurez besoin de révéler votre TDA à votre employeur. Dans le chapitre 8, vous en apprendrez davantage au sujet des accommodements en milieu de travail et sur la manière de révéler ou non votre diagnostic à votre employeur.

ÉTABLIR DES LIENS SOCIAUX

Vous verrez peut-être votre cercle social changer une fois que vous aurez reçu votre diagnostic du TDA. Vous réalisez peut-être que vous êtes plus à l'aise en compagnie d'autres gens ayant le TDA.

Ces gens ont tendance à se reconnaître : vous remarquez peut-être quelqu'un d'aussi nerveux que vous dans un pièce et vous êtes attiré par lui comme par un aimant. Quand vous parlez avec une personne souffrant du TDA, aucun d'entre vous ne remarque les interruptions ou les changements rapides de sujet. Vous vous sentez comme si votre conversation « coulait de source ». Vous pouvez aussi avoir l'impression que les gens affectés du TDA vous « saisissent » comme personne d'autre. Ce peut être un sentiment réconfortant et puissant : enfin, quelqu'un comprend.

Si vous avez envie de rencontrer plus de gens, essayez de vous joindre à des organismes, des groupes religieux ou des équipes de sports intramuraux, ou formez votre propre réseau en rencontrant des gens de votre localité. Seulement en assistant à un événement, vous rencontrerez des gens. La phrase : « Quatre-vingts pour cent de votre vie se limite à être présent » est vraie. En vous joignant à des groupes où les gens ont des intérêts similaires, vous avez plus de chances de nouer des amitiés durables.

J'ai appris que je mérite un partenaire qui m'aime et m'accepte inconditionnellement, mais j'ai d'abord appris que je mérite mon propre amour inconditionnel et mon entière acceptation. J'ai appris à m'entourer de gens qui me traitent avec respect et qui, en général, sont stimulants, positifs et encourageants.

Elicia

RÉSUMÉ

Dans ce chapitre, vous avez appris quels services de soutien sont à votre disposition. Vous pouvez chercher du soutien auprès de groupes de psychoéducation, ou thérapeutiques, ou de forums en ligne. Vous avez appris comment chercher du soutien auprès de votre famille et de vos amis, et vous avez été informé à propos des aménagements en milieu de travail. Vous avez vu aussi que, même si votre famille et vos amis ne peuvent vous fournir un soutien, il y a d'autres ressources disponibles pour vous. Dans le prochain chapitre, vous en découvrirez plus au sujet des accommodements en milieu de travail, vos droits en milieu de travail et des façons de trouver un emploi qui convient le mieux aux caractéristiques du TDA.

CHAPITRE 8

TDA ET LIEU DE TRAVAIL

Maintenant que vous avez reçu votre diagnostic de TDA, vous vous demandez peut-être comment cela affecte votre milieu de travail, incluant vos relations avec votre patron et vos collègues. Devriez-vous dire aux gens du bureau que vous souffrez du TDA ? Y a-t-il quelque chose que vous pourriez faire pour adapter votre travail au TDA ? Dans ce chapitre, vous apprendrez comment obtenir des accommodements, les règles tacites du milieu de travail et la façon de trouver un emploi qui soit ce qui vous convient le mieux.

ACCOMMODEMENTS EN MILIEU DE TRAVAIL

Les *accommodements* sont des moyens d'adapter votre environnement afin d'être plus productif et efficace au travail. D'abord, tentez de faire vous-même des ajustements dans votre espace et vos habitudes de travail. Si vous avez tenté d'appliquer vos propres accommodements et que vous avez toujours besoin d'aide supplémentaire, songez à en parler avec votre employeur. En vertu de la Charte des droits et libertés de la personne, des mesures d'adaptation doivent être prises pour répondre aux besoins d'un employé ayant une déficience ou un handicap (incluant le TDA), à la condition que ces mesures ne constituent pas une contrainte excessive. Toutefois, pour être sous la protection de la Charte, il faut avoir révélé votre handicap à votre employeur. Si vous lui avez révélé votre diagnostic, que vous lui avez demandé des accommodements raisonnables, mais que vous sentez toujours que votre employeur ne se conforme pas à la loi, essayez d'abord de travailler directement avec lui avant d'engager des procédures syndicales ou juridiques. Si le recours juridique est votre seule option, n'oubliez pas qu'intenter des poursuites est un processus long et coûteux. Pour plus d'information sur vos droits selon la Charte, consultez les Ressources à la fin du livre pour les coordonnées de la Commision des normes du travail et de la Commission des droits de la personne et des droits de la jeunesse.

Vous pouvez essayer les adaptations suivantes dans votre milieu de travail.

- Prenez de fréquentes courtes pauses durant votre horaire de travail en quittant votre bureau et allant peut-être dehors respirer de l'air pur.

- Remplacez les fluorescents. Les gens affectés par le TDA peuvent être plus sensibles que les autres au bourdonnement distrayant de ce type d'éclairage.

- Allez marcher durant votre heure de repas.

- En préparant l'horaire de votre journée de travail, allouez-vous un surplus de temps pour des rencontres et autres événements au travail, afin de ne pas vous surcharger.

- Demandez un bureau qui soit relativement libre de distractions. Un bureau en retrait de la zone de travail principale est idéal.

- Évitez de travailler dans un cubicule. Il y a trop de distractions inévitables.

- Durant les rencontres, gardez vos mains occupées en faisant quelque chose de calme, comme prendre des notes. Focaliser ainsi votre énergie physique (un processus appelé *orientation de la distraction*) vous aide à vous concentrer et à rester concentré.

- Assurez-vous de recevoir des échéances claires et de bien comprendre ce qu'on attend de vous.

- Divisez les grands projets en plus petites tâches.

- Ayez un horaire de travail flexible.

- Ayez par écrit la description des projets, consignes et demandes : gardez une « trace écrite ».

J'ai beau adorer mon travail à temps plein comme profession-
nel au service de l'aide à l'enfance, si je ne fais pas d'effort
pour rester concentrée sur la tâche, j'oublie souvent ce que je
suis supposée faire. Pour moi, le secret pour arriver à gérer
mon temps et rester concentrée, c'est de me fixer des minu-
teries et de tout écrire. Je fais des listes de manière obsessive
afin de toujours me rappeler ce qui doit être fait. J'essaie de
structurer mon horaire afin de consacrer la quantité de temps
appropriée à ce qui doit être fait et pas trop de temps sur les
points moins importants. Évidemment, je dérape encore ou,
parfois, je ne suis pas mes propres règles; mais, en général,
c'est la meilleure stratégie que j'aie trouvée à ce jour.

Kelly

DÉCOUVRIR LES RÈGLES TACITES
DU MILIEU DE TRAVAIL

Dans chaque bureau, il existe des règles qui ne sont pas écrites dans votre manuel de l'employé. Une règle «tacite» dans votre milieu de travail peut être que les nouveaux employés s'assoient dans la dernière rangée lors d'une réunion ou qu'un adjoint administratif en particulier a plus d'influence que son patron pour s'assurer que les choses soient faites. Vous pouvez peut-être vous rendre compte que vous n'arrivez pas à saisir ces règles tacites. L'habileté rela-tive à la façon de se comporter dans des situations sans qu'on nous l'apprenne directement s'appelle la *sapience*. La sapience consiste à agir avec sagesse. Les gens qui souffrent du TDA peuvent éprouver beaucoup de difficulté dans ce domaine. Beaucoup de lieux de travail ont des manuels des employés, mais il est utile de connaître les subtiles règles non écrites à propos du déroulement des choses.

Vous vous demandez peut-être : « Comment suis-je supposé savoir cela ? » Pour apprendre ces règles tacites, observez le comportement des autres personnes du bureau. Une fois que vous serez plus à l'aise dans votre environnement de travail, vous pourrez demander à quelqu'un « qui s'y connaît » comment on fait les choses dans votre bureau.

GÉRER LE HARCÈLEMENT

Tout comme vous avez des droits pour les accommodements, vous avez aussi des droits eu égard au harcèlement en milieu de travail. Il est courant que les gens affectés par le TDA se sentent pointés du doigt au travail parce qu'ils ne cadrent pas avec le milieu. Le harcèlement varie des petits commentaires ou petites piques émis ici et là jusqu'aux critiques malveillantes et aux tentatives de sabotage qui peuvent entraîner votre renvoi. Le harcèlement inclut aussi les remarques de nature sexuelle ou impliquant que votre emploi dépend de faveurs sexuelles.

Certaines taquineries légères sont normales en milieu de travail, tant que chaque personne impliquée se sent à l'aise. Toutefois, si vous dites à un collègue qu'il a dit quelque chose de blessant ou d'inapproprié, la taquinerie ou le harcèlement devrait cesser. Si cela ne met pas fin au comportement, avisez vos supérieurs. Fournissez de l'information sur les dates, les heures et les mots exacts des conversations avec ce collègue ou cet employeur, incluant des informations relatives à votre façon claire de dire à la personne d'arrêter son harcèlement. Si vous n'obtenez pas de soutien de votre employeur, songez à contacter votre représentant syndical, la Commission des normes du travail, la Commission des droits de la personne et des droits de la jeunesse, le siège social de la compagnie ou demandez l'avis d'un avocat. Rappelez-vous que les poursuites légales sont un dernier recours à cause du temps, de l'énergie et des coûts qu'elles impliquent.

TROUVER UN EMPLOI QUI RÉPOND À VOS BESOINS

La perte de productivité imputable au TDA coûte annuellement entre 67 milliards et 116 milliards de dollars aux É.-U. (Biederman et Faraone, 2006). Les gens souffrant du TDA sont plus à risque de changer d'emploi et d'être congédiés que leurs pairs non affectés. Ils sont aussi plus à risque de s'absenter du travail que d'autres employés (Birnbaum *et al.*, 2005 ; Secnik, Swensen et Lage, 2005). Ces choses peuvent se produire plus souvent quand vous avez le TDA parce que, pour une part, vous avez occupé des emplois qui travaillent contre votre TDA plutôt qu'avec lui.

Les emplois plus compatibles avec le TDA tendent à présenter les caractéristiques suivantes.

- Ils obéissent à un rythme rapide, avec des tâches variées chaque jour.

- Vous pouvez vous déplacer ou voyager durant votre journée de travail.

- Ils sont intellectuellement stimulants et motivants.

- Les projets sont pourvus de dates d'échéance fermes.

- Vous obtenez des rétroactions fréquentes et les attentes sont claires.

- L'horaire est flexible.

- Des félicitations suivent aussitôt un travail bien fait.

Par exemple, les emplois de pompier, serveuse de restaurant, enseignant, ambulancier, médecin en salle d'urgence, avocat ou soldat englobent plusieurs caractéristiques des emplois compatibles avec le TDA. Les emplois qui exigent des tâches répétitives, qui manquent de structure, qui s'attirent peu de commentaires, dont les attentes sont vagues, qui manquent de soutien de la part de l'employeur et qui ont une foule de règles tacites posent un plus grand défi. Pour déterminer si un emploi est compatible avec le TDA, vérifiez s'il satisfait aux caractéristiques d'autres emplois dans lesquels excellent les gens ayant le TDA.

En plus de vous intéresser aux caractéristiques d'un emploi, prenez en considération combien un emploi s'harmonise à votre horloge biologique. Travailler avec votre horloge biologique plutôt que de lutter contre elle peut aussi rendre un emploi compatible avec le TDA. Dans le chapitre 6, vous avez vu que les gens ayant le TDA tendent à être noctambules. Si votre cerveau est plus éveillé et alerte entre 13 heures et 3 heures du matin, avoir un emploi qui commence à 8 heures le matin n'est peut-être pas une bonne idée. Les domaines qui permettent aux gens de travailler la nuit comprennent les soins de santé (infirmier, ambulancier ou technicien de laboratoire), les services de protection (pompier, policier ou garde de sécurité) et les services de l'alimentation (boulanger ou chef pâtissier). Vous pouvez même être capable de travailler de nuit à votre emploi actuel. La technologie a rendu possible aux gens de travailler à domicile à toutes heures du jour (ou de la nuit). Parlez de cette possibilité avec votre employeur.

TROUVER LA CARRIÈRE QUI VOUS CONVIENT

Supposons que vous ayez décidé de trouver un emploi plus compatible avec le TDA. Par contre, vous vous inquiétez peut-être de quitter la sécurité de votre emploi actuel. Soyez assuré que, une fois que vous trouverez quelque chose qui vous emballe, vous adorerez y travailler... et votre passion et votre plaisir au travail seront visibles et, par le fait même, attireront plus de clients, générant de meilleures affaires et des promotions. Si vous essayez de découvrir ce qui vous passionne, rappelez-vous le temps où vous aimiez tant une tâche que vous vous sentiez dans «votre bulle» et que le temps semblait passer trop vite. Comment pouvez-vous transformer cette activité en carrière? Il existe des professionnels qui peuvent vous aider à modeler une carrière qui vous convienne. Il est possible de trouver des conseillers en orientation diplômés en pratique privée, dans un centre d'orientation professionnelle ou un centre de réadaptation professionnelle. Les conseillers en orientation vous rencontrent pour connaître vos expériences de travail antérieures, vos intérêts, vos habiletés et vos motivations. Ils peuvent aussi vous faire passer des tests d'évaluation pour mieux définir le plan de carrière recommandé. Ces services peuvent être gratuits ou à un tarif horaire, selon le lieu de travail du conseiller en orientation. Vous pouvez trouver plus d'information sur les conseillers en orientation dans la section Ressources à la fin du livre.

ENTREPRENEURS

Posséder votre propre entreprise peut être à la fois un rêve et un cauchemar si vous souffrez du TDA. Votre adorez être votre propre patron : vous établissez les règles et vous avez un horaire plus flexible. La bonne nouvelle, c'est que vous êtes responsable de tout. La mauvaise nouvelle, eh bien, vous êtes responsable de tout. Vous êtes maintenant le seul responsable de la survie de votre affaire. Il vous manque peut-être la structure à laquelle vous étiez habitué quand vous aviez un employeur : votre patron n'est plus là pour vous rappeler de décrocher des projets ou vous fixer des échéances. Et, comme il vous appartient maintenant de prendre toutes les décisions, il est très important d'avoir le soutien d'employés quand vous avez le TDA et que vous dirigez votre propre entreprise.

Les entrepreneurs les plus prospères vous diront qu'ils doivent une grande partie de leur succès à leurs adjoints administratifs et à leurs employés. Vous pouvez estimer que vous ne pouvez pas vous permettre d'embaucher des employés à cette étape-ci de votre affaire. Mais ce que vous ne réalisez peut-être pas, c'est que vous pourriez en réalité faire plus d'argent à long terme si vous aviez quelqu'un pour vous aider. Vous êtes un concepteur, vous avez simplement besoin de quelqu'un qui impose une structure et vous aide à mener ces idées à leur achèvement. En ayant une bonne équipe de soutien, vous pouvez consacrer plus de temps à faire les choses auxquelles vous excellez... ce qui se traduit par plus de succès.

RÉSUMÉ

Dans ce chapitre, vous avez appris comment le TDA affecte votre capacité de gérer et fonctionner dans votre emploi. Vous avez découvert les accommodements en milieu de travail et appris au sujet de vos droits quand vous souffrez du TDA. Vous avez découvert quelles sont les caractéristiques d'un emploi qui convienne le mieux à une personne ayant le TDA et comment vous pouvez obtenir plus d'informations pour choisir la carrière qui vous convienne le mieux. Dans le prochain chapitre, vous verrez les caractéristiques positives du TDA, incluant être créatif, avoir un bon sens de l'humour et avoir un sens profond de la justice.

CHAPITRE 9

LES ASPECTS POSITIFS DU TDA

Au vu des réactions négatives que vous avez pu avoir dans le passé à cause de votre comportement impulsif, il peut vous étonner d'apprendre qu'il y a des aspects positifs au TDA. Ce qui vous a causé des ennuis quand vous étiez enfant a un revers!

Les gens affectés par le TDA peuvent avoir les qualités suivantes.

- Créativité
- Polyvalence
- Bon sens de l'humour
- Amour de la nature et du plein air
- Attention extrême

- Convivialité
- Sens de la justice
- Empathie
- Capacité de persuasion
- Joie de vivre

CRÉATIVITÉ

Quand vous étiez enfant, le mur blanc du salon était tout simplement la toile qui devait être comblée. Vous pensiez avoir créé un chef-d'œuvre avec vos craies de cire... mais votre mère voyait ça autrement. Toutefois, vous pouvez maintenant canaliser cette créativité de façon positive. Vous possédez peut-être des dons artistiques, ou vous êtes peut-être doué pour avoir des idées de campagne de publicité, ou vous êtes peut-être capable de trouver des solutions à ce qui semble être des problèmes insolubles. Le cerveau affecté par le TDA peut être un terreau fertile pour des idées de toutes sortes. Vous générez des idées auxquelles personne n'a pensé parce que votre cerveau travaille plus vite et que vous n'êtes pas retenu par des contraintes (Abraham *et al.*, 2006).

Vous craignez peut-être que prendre des médicaments pour le TDA ne diminue votre côté créatif. En réalité, le médicament vous aidera à canaliser votre énergie créative, vous amenant à produire plus qu'avant (Farah *et al.*, 2009). Cela fonctionne mieux quand vous pouvez concevoir de merveilleuses idées pour un organisme et que d'autres membres de l'équipe contribuent à faire de ces idées des réalités.

POLYVALENCE

Quand vous étiez enfant, vos parents et vos enseignants disaient que vous passiez trop d'une activité à l'autre. Vous pouviez laisser une tornade de jouets dans votre sillage. Maintenant que vous êtes un adulte, vous trouvez peut-être que vous perdez les gens quand vous changez vite de sujets de conversation, et vous avez peut-être un lot de projets inachevés à la maison et au travail. Toutefois, cette capacité de «changer de voies» et de démarrer de nouvelles activités a aussi ses avantages. Vous pouvez exceller dans des emplois où être vigilant et rapide est un avantage. Votre cerveau est plus «allumé» quand vous travaillez à un rythme rapide. Ce qui explique pourquoi les gens ayant le TDA fonctionnent bien dans des emplois où ils font face à des situations très stressantes, comme travailler dans une salle d'urgence ou être pompier. Vous pouvez aussi très bien réagir en situation de crise. Votre habileté à changer de tâche facilement signifie aussi que vous avez de l'expérience dans différents domaines de vie. Vous pouvez aussi parler aux gens de physique quantique, cuire un soufflé et concevoir votre propre page Web, tout ça en même temps!

BON SENS DE L'HUMOUR

Vous plaisantiez toujours quand vous étiez petit: on disait que vous étiez le clown de la classe. Vous faisiez toujours rire vos compagnons de classe, même durant les «périodes de silence». Vos enseignants n'appréciaient pas trop cela. Mais vous étiez drôle. Comme adulte, votre cerveau peut toujours prendre des détours qui vous aident à imaginer des trucs naturellement amusants.

Vous pouvez aussi n'avoir aucune idée de ce qu'on appelle le «trac». Vous adorez avoir un auditoire. Vous pourriez donner une conférence devant 500 personnes sans sourciller. Et vous êtes un conférencier très doué. Vous rivez votre auditoire. En outre, vous êtes capable de voir l'humour et le caractère absurde de situations qui, pour d'autres, semblent désespérées. Vous détendez l'atmosphère et aidez chacun à mettre les choses en perspective. Avoir un grand sens de l'humour peut être un cadeau incroyable que vous faites aux autres.

AMOUR DE LA NATURE ET DU PLEIN AIR

Quand vous étiez enfant, votre mère devait mettre un surplus de verrous sur les portes : vous essayiez toujours de vous échapper pour jouer dehors. Maintenant que vous êtes un adulte, vous découvrez peut-être que vous adorez être à l'extérieur, dans la nature et le monde autour de vous. Vous vous sentez peut-être plus calme du seul fait d'être en plein air. En fait, être dehors peut réduire l'impact de votre TDA (Taylor et Kuo, 2009). Quand vous êtes à l'extérieur, vous pouvez sentir un lien avec la nature que les autres ne ressentent pas : vous sentez que vous faites partie d'un ensemble plus vaste et que tout ce qui est vivant est lié. Votre intérêt peut vous mener à une carrière en conservation de la faune ou foresterie.

Pour moi, être à l'extérieur n'est pas un luxe, c'est une nécessité. Je ne peux vraiment pas m'asseoir tranquille et me concentrer avant d'être allée dehors faire quelque chose. Cela fait partie de ma routine quotidienne, tout comme me brosser les dents.

Alicia

ATTENTION EXTRÊME

Quand vous jouiez à des jeux vidéo enfant, vous ne faisiez pas que jouer à des jeux vidéo : vous les *habitiez*. Votre père devait éventuellement éteindre l'ordinateur ou la télévision parce que vous n'aviez pas entendu ses trois appels. Maintenant que vous êtes un adulte, vous êtes peut-être si captivé par un projet intéressant que tout le reste semble simplement disparaître et le temps, filer. Vous pensez peut-être qu'il est étrange que l'une des caractéristiques du TDA soit que vous puissiez en fait être très attentif ! Il faut simplement que ce soit quelque chose qui vous intéresse vraiment. En fait, quand vous êtes en mode d'*attention extrême*, vous pouvez même être encore plus attentif que les gens qui ne souffrent pas du TDA.

Quand il s'agit de choses qui me passionnent, je peux m'y engager durant des heures sans m'arrêter. Comme photographe indépendante, je suis entièrement concentrée sur la séance, je suis incroyablement excitée par la manière dont mes photos sortiront, et je peux passer un temps incroyable à les choisir et à les retoucher sans me laisser distraire. Quand je lis ou que je cherche quelque chose qui me fascine, je deviens si absorbée que je me perds dans le texte.

Kelly

CONVIVIALITÉ

Quand vous accompagniez votre mère à l'épicerie, vous vous échappiez peut-être immédiatement en courant pour parler à des gens au hasard dans le magasin. Votre mère avait honte. Maintenant que vous êtes un adulte, vous êtes la première personne à approcher un nouveau collègue ou un voisin. Vous aimez rencontrer de nouvelles personnes. Vous avez l'habileté d'amorcer partout une conversation avec quiconque. Évidemment, vous ne dites peut-être pas toujours les « bonnes » choses, mais vous avez rencontré un tas de gens intéressants !

Vous avez un charisme naturel. Les gens semblent simplement attirés par vous. Vous croyez que les gens sont essentiellement bons. Vous trouvez peut-être difficile de comprendre pourquoi des gens traiteraient les autres injustement. Ce qui vous amène à avoir un profond sens de la justice, un autre trait positif du TDA.

Vous ne gardez pas rancune. En fait, vous pouvez donner une chance, et une autre encore et encore aux gens. Vous pouvez oublier facilement colère et ressentiment envers les autres, en partie parce que vous avez tendance à voir le bon côté chez tous les gens et, en partie, parce que vous n'arrivez pas à vous rappeler ce qu'ils ont fait à l'origine pour vous choquer. Vous êtes déjà passé à autre chose !

SENS DE LA JUSTICE

Quand vous étiez enfant, vous défendiez votre point jusqu'au bout, même si cela résultait en une punition plus longue. Une fois adulte, cela se traduit en un sens profond de la justice, une compréhension claire du bien et du mal. Vous avez eu l'expérience de ce que cela signifie être le rejet ou l'enfant qui n'était tout simplement pas à sa place, et vous êtes sensible à la manière dont les autres sont traités.

Vous pouvez prendre parti pour l'opprimé ou parier sur la personne qui semble avoir un point de vue différent plutôt que de vous ranger derrière le favori. Quand vous voyez l'injustice faite à quelqu'un ou quelque chose, vous vous mettez en colère ou vous vous enflammez. Vous pouvez maintenant canaliser cette énergie dans quelque chose de positif : vous pouvez utiliser cette énergie pour être un catalyseur de changement. Si vous êtes mis en colère par une nouvelle sur la maltraitance faite aux animaux, vous pouvez devenir bénévole d'un organisme de protection des animaux. Si vous êtes choqué parce que vous pensez que les enfants souffrant du TDA ne sont pas traités équitablement à l'école, vous pouvez devenir bénévole dans un organisme national pour le TDA. Vous trouverez plus d'information sur les organismes pour le TDA dans la section Ressources à la fin du livre.

EMPATHIE

Quand vous étiez enfant, vous pleuriez peut-être plus facilement que d'autres enfants, surtout quand on vous taquinait. Vous êtes maintenant celui/celle vers qui tous vos amis/amies vont quand ils ont besoin d'un avis ou d'une épaule sur laquelle pleurer. Il vous est facile de comprendre ce que les autres traversent, à un point tel que, en fait, vous pouvez commencer à vous sentir comme eux. Vous êtes habile à « lire » les gens : vous savez instantanément s'ils sont bons ou si vous pouvez avoir confiance en eux. Vous savez aussi intuitivement de quoi les autres ont besoin. Vous savez exactement quand téléphoner à un ami/une amie et quelles sont les bonnes choses à dire pour aider quelqu'un à se sentir mieux.

Vous avez aussi de l'empathie pour les animaux. Quand vous étiez enfant, vos ameniez toujours un animal errant à la maison : chats, chiens, oiseaux, tout animal qui avait besoin de votre aide. Ils semblaient être attirés par vous et vous sembliez savoir naturellement ce dont ils avaient besoin. Les gens disent de vous que vous semblez avoir un don naturel avec les choses vivantes. Vous semblez être capable d'« écouter » les animaux.

CAPACITÉ DE PERSUASION

Quand vous étiez enfant, vous tentiez de négocier vos punitions avec vos parents... et, parfois, vous étiez capable de faire réduire votre « sentence » ou même de la commuer. Vos parents disaient que vous feriez un excellent avocat. Vous aviez aussi le don de perduader les autres enfants à s'engager dans des choses... ce qui donna lieu à quelques aventures intéressantes. Maintenant que vous êtes un adulte, être persuasif peut se traduire en une carrière réussie dans la vente, la gestion, la diplomatie internationale ou le droit. Vous savez ce qu'il faut à un client, parfois sans même avoir besoin de le lui demander... et vous trouvez une façon de combler ce besoin. Vous savez comment débattre de votre cause facilement et efficacement et vous taillez sur mesure votre message pour celui qui le reçoit. C'est presque comme si vous hypnotisiez les gens en parlant.

JOIE DE VIVRE

Quand vous étiez enfant, vous n'aviez pas de bouton d'arrêt. Vos parents disaient que vous ne dormiez pas vraiment la nuit : vous ne faisiez que recharger vos batteries. Adulte, il se peut que vous aimiez vous lever tôt le matin, car tout est possible. Vous avez tendance à voir ce qui est bon dans toutes les situations, même celles qui semblent sombres pour les autres. Vous êtes toujours ouvert aux nouvelles expériences. Les gens disent de vous que «vous avez toujours votre chapeau sur la tête»; vous êtes prêt pour une nouvelle aventure au pied levé. Vous pouvez même inspirer les gens à essayer de nouvelles choses. La meilleure destination de voyage pour vous, c'est là où vous n'êtes jamais allé. Vous êtes tout à fait bien quand vous voyagez seul. En fait, c'est peut-être ce que vous préférez parce que vous pouvez voir autant de choses que possible. Vous vivez votre vie sans crainte.

L'aspect positif du TDA, c'est que je ne m'ennuie jamais !

John

RÉSUMÉ

Dans ce chapitre, vous avez appris que, même si vous avez peut-être été critiqué dans le passé pour vos comportements influencés par le TDA, il existe un revers où beaucoup de bonnes choses sont associées au TDA. Les gens ayant le TDA peuvent être créatifs, polyvalents, avoir un bon sens de l'humour, aimer la nature et le plein air, être extrêmement attentifs, faire preuve de convivialité, avoir un sens profond de la justice, manifester de l'empathie, posséder une capacité de persuasion et respirer la joie de vivre. Vous avez appris que vous pouvez rendre le monde meilleur en utilisant ces talents.

Conclusion

Dans ce livre, vous avez appris comment avoir une vie plus heureuse et plus productive avec le TDA. Vous avez découvert ce qui cause le TDA. Vous avez appris comment trouver un professionnel qui peut le mieux vous aider. Vous avez aussi découvert les processus d'évaluation et de diagnostic du TDA. Vous avez découvert les options de traitements, comme la médication, le counseling et le coaching. Vous avez découvert les troubles comorbides du TDA : l'abus de substances, la dépression, l'anxiété et les troubles alimentaires. Vous avez appris les changements à apporter dans votre milieu de vie et dans votre santé personnelle afin de devenir plus efficace et productif. Vous avez aussi vu des moyens de chercher du soutien pour le TDA, à la fois dans des groupes et chez vos proches. Nous avons parlé des accommodements en milieu de travail, de vos droits quand vous souffrez du TDA et de la façon de trouver une carrière ou un métier qui corresponde le mieux à vos habiletés. Vous avez acquis beaucoup de connaissances pour votre nouvelle aventure avec le TDA ! Puissiez-vous continuer de croître et de prospérer dans le futur.

Ressources

Catalogue en ligne de ressources sur le TDA
www.addwarehouse.com (en anglais)

Information et soutien concernant le TDA
www.TDAH.ca : site francophone québécois sur le TDAH, qui offre beaucoup d'informations et de liens pertinents.

www.tdahquebec.com : site francophone créé par un médecin québécois qui s'adresse au grand public, aux gens ayant un TDAH et à leur entourage ainsi qu'aux professionnels de la santé. Informations quant à des activités de support pour les adultes atteints (région de Montréal).

www.deficitattention.info : 50 conseils pour mieux vivre avec le TDAH. Site du Dr Claude Jolicoeur de Montréal (traduction du site d'Edward M. Hallowell de New York).

www.passeportsante.net/fr/Maux/Problemes/Fiche.aspx?doc= trouble_deficit_attention_hyperactivite_pm : dossier à multiples volets fort complet sur le TDA de Passeport Santé, organisme québécois sans but lucratif.

www.tdah-adulte.org : site français d'information et de soutien très riche pour les adultes atteints du TDA, créé par un homme ayant le TDA et ayant travaillé sept ans comme bénévole auprès d'adultes atteints du TDA.

www.addvance.com : site en anglais offrant questions et réponses sur le TDA et le TDAH.

http://totallyadd.com : site en anglais à l'usage des adultes atteints du TDA.

Forums en ligne sur le TDA

www.psychomedia.qc.ca : site de Psychomédia qui inclut un forum.

http://hyperactivite-tdah.actifforum.com : forum québécois sur le TDA avec ou sans hyperactivité.

Organismes pour le TDA

Association québécoise des troubles d'apprentissage (AQETA)
http://aqeta.qc.ca

Regroupement des associations de parents PANDA du Québec
www.associationpanda.qc.ca

Canadian Attention Deficit hyperactivity Disorder Ressource Alliance (CADDRA)

www.caddra.ca : site bilingue

Orientation professionnelle

Ordre des conseillers et conseillères d'orientation du Québec

www.orientation.qc.ca

Information professionnelle

Emploi Québec

http://emploiquebec.net/index.asp

Service Canada

http://www.emploisetc.gc.ca/fra/

Coaching

Liste de coachs francophones

www.tdah-adulte.org/liste_coachs_tdah.html

Conseillers et thérapeutes

L'Ordre des psychologues du Québec offre un service de référence et un bottin des psychologues et psychothérapeutes.

www.ordrepsy.qc.ca

L'Association des médecins psychiatres du Québec propose diverses listes de psychiatres et un centre de référence pour la grande région métropolitaine.

www.ampq.org

L'Ordre des travailleurs sociaux et des thérapeutes conjugaux et familiaux du Québec a un service de localisation de ses membres pour consultation.

www.otstcfq.org

L'Association des intervenants en toxicomanie du Québec propose des listes d'organismes regroupés en fonction des régions.

www.aitq.com

Dépression et anxiété

Association canadienne pour la santé mentale (ACSM)

www.cmha.ca/fr

Site de La dépression fait mal

www.ladepressionfaitmal.ca

Association québécoise des parents et amis de la personne atteinte de maladie mentale (AQPAMM)

www.aqpamm.ca

Revivre – Association québécoise de soutien aux personnes souffrant de troubles anxieux, dépressifs ou bipolaires

www.revivre.org

Troubles de l'alimentation

Anorexie et boulimie Québec (ANEB)
www.anebquebec.com

Institut universitaire en santé mentale Douglas
www.douglas.qc.ca

Association québécoise des parents et amis de la personne atteinte
de maladie mentale (AQPAMM)
www.aqpamm.ca

Assurances

Bureau d'assurance du Canada (BAC/IBC)
www.ibc.ca/fr

Association canadienne des compagnies d'assurances de personnes
(ACCAP/CLHIA)
www.clhia.ca

Fabricants d'étiquettes

Corporation internationale Brother (Canada) Ltée
www.brother.ca/fr

DYMO
www.dymo.com : site en anglais seulement

Médicaments

Le site de la Canadian Attention Deficit hyperactivity Disorder Ressource Alliance (CADDRA) présente la dernière version 2012 du tableau des médicaments-TDAH adapté pour le Canada ou celui pour le Québec.

www.caddra.ca/cms4/index.php?option=com_content&view=article&id=117&Itemid=266&lang=fr

Le site de Attention Déficit propose un tableau des traitements pharmacologiques du TDAH, développé conjointement avec le Secteur développement professionnel continu de l'Université Laval, de Québec.

www.attentiondeficit-info.com/pdf/medicaments-tdah-canada.pdf

Concerta (méthylphénidate à libération prolongée)
http://sante.canoe.ca/drug_info_details.asp?channel_id=0&brand_name_id=1916&page_no=2

Strattera (atomoxétine)
www.strattera.ca

Vyvanse (lisdexamfétamine)
www.vyvanse.ca

Organisateurs professionnels

Organisateurs professionnels au Canada (OPC)
www.organizersincanada.com

Prévention du suicide

Fondation Suicide Action Montréal (SAM)

514-723-4000 ou 1-866-277-3553

www.suicideactionmontreal.org.

Numéro de téléphone d'urgence : 911

Droits en milieu de travail

Commission des normes du travail du Québec

514 873-7061 ou 1 800 265-1414

www.cnt.gouv.qc.ca

Commission des droits de la personne et des droits de la jeunesse

www.cdpdj.qc.ca/fr/droits-de-la-personne/motifs/Pages/handicap.
aspx

Lectures recommandées

BERTHOUD, Françoise. *Hyperactivité et déficit d'attention de l'enfant – Comprendre plutôt que droguer*. Embourg, Testez Éditions, 2007, 160 pages.

CHABROL, Henri. *L'Anorexie et la boulimie de l'adolescente*. coll. «Que sais-je?», Paris, PUF, 2004, 126 pages.

CLÉMENT, Céline. *Le TDAH chez l'enfant et l'adolescent*. Marseille, Solal, 213, 272 pages.

DÉSAULNIERS, Louis-Georges. *L'hyperactivité et le déficit d'attention – Tests d'évaluation et stratégies pour des solutions*. Montréal, Éditions Québec-Livres, 2012, 112 pages.

LUSSIER, Francine. *100 idées pour mieux gérer les troubles de l'attention*. Paris, Tom Pousse, 2013, 171 pages.

REVOL, O. et V. BRUN. *Trouble Déficit de l'Attention avec ou sans Hyperactivité*. Issy-les-Moulineaux, Elsevier-Masson, 2010, 96 pages.

SARKIS, Stephanie Moulton. *10 solutions contre le déficit d'attention chez l'adulte*. Saint-Constant, Broquet, 2008, 192 pages.

VINCENT, Annick. *Mon cerveau a ENCORE besoin de lunettes – Le TDAH chez l'adulte*. Lac-Beauport, Éditions Académie Impact, 2010, 96 pages.

AUTRES LECTURES INTÉRESSANTES

ALDRIDGE, Susan et Rita CARTER. *Maîtriser vos dépendances*. coll. «Guide de survie», Saint-Constant, Broquet, 2007, 240 pages.

BOURNE, Edmund et Lorna GARANO. *Maîtriser votre anxiété*. coll. «Guide de survie», Saint-Constant, Broquet, 2007, 224 pages

CARTER, Rita. *Maîtriser vos pertes de mémoire*. coll. «Guide de survie», Saint-Constant, Broquet, 2007, 224 pages.

POTTER-EFRON, Ronald T. *Maîtriser votre colère*. coll. «Guide de survie», Saint-Constant, Broquet, 2007, 248 pages.

Références

ABRAHAM, A., S. WINDMANN, R. SIEFEN, I. DAUM & O. GÜNTÜRKÜN. 2006. «Creative thinking in adolescents with attention deficit hyperactivity disorder (ADHD)». *Child Neuropsychology* 12 (2): 111 à 123.

ANTALIS, C. J., L. J. STEVENS, M. CAMPBELL, R. PAZDRO, K. ERICSON & J. R. BURGESS. 2006. «Omega-3 fatty acid status in attention-deficit/hyperactivity disorder». *Prostaglandins, Leukotrienes and Essential Fatty Acids* 75 (4–5): 299 à 308.

ANTSHEL, K. M., S. V. FARAONE, K. MAGLIONE, A. E. DOYLE, R. FRIED, L. J. SEIDMAN & J. BIEDERMAN. 2010. «Executive functioning in high-IQ adults with ADD». *Psychological Medicine.* Publié en ligne par Cambridge University Press, 20 janvier, http://journals.cambridge.org/action/displayAbstract?aid = 7096464.

APA (American Psychiatric Association). 1968. *Diagnostic and Statistical Manual of Mental Disorders* (2ᵉ éd.). Washington, DC: auteur.

—. 1980. *Diagnostic and Statistical Manual of Mental Disorders* (3ᵉ éd.). Washington, DC: APA.

—. 1987. *Diagnostic and Statistical Manual of Mental Disorders* (3ᵉ éd. révisée). Washington, DC: APA.

—. 1994. *Diagnostic and Statistical Manual of Mental Disorders* (4ᵉ éd.). Washington, DC: APA.

—. 2000. *Diagnostic and Statistical Manual of Mental Disorders* (4ᵉ éd. révisée). Washington, DC: APA.

BARKLEY, R. A. 2005. *Attention-Deficit Hyperactivity Disorder: A Handbook for Diagnosis and Treatment.* 3ᵉ éd. New York: The Guilford Press.

BARKLEY, R. A., M. FISCHER, L. SMALLISH & K. FLETCHER. 2005. «Young adult outcome of hyperactive children: Adaptive functioning in major life activities». *Journal of the American Academy of Child and Adolescent Psychiatry* 45 (2): 192 à 202.

BARKLEY, R. A. & K. R. MURPHY. 1998. *Attention-Deficit Hyperactivity Disorder: A Clinical Workbook.* New York: The Guilford Press.

BARKLEY, R. A., K. R. MURPHY & M. FISCHER. 2008. *ADHD in Adults: What the Science Says.* New York: The Guilford Press.

BEEBE, D. W., C. T. WELLS, J. JEFFRIES, B. CHINI, M. KALRA & R. AMIN. 2004. «Neuropsychological effects of pediatric obstructive sleep apnea». *Journal of the International Neuropsychological Society* 10 (7): 962 à 975.

BERNFORT, L., S. NORDFELDT & J. PERSSON. 2008. «ADD from a socio-economic perspective». *Acta Paediatrica* 97 (2): 239 à 245.

BIEDERMAN, J. 2003. «Pharmacotherapy for attention-deficit/ hyperactivity disorder (ADHD) decreases the risk for substance abuse: Findings from a longitudinal follow-up of youths with and without ADHD». *Journal of Clinical Psychiatry* 64 (Suppl. 11): 3 à 8.

BIEDERMAN, J., S. W. BALL, M. C. MONUTEAUX, C. B. SUR-MAN, J. L. JOHNSON & S. ZEITLIN. 2007. «Are girls with ADHD at risk for eating disorders? Results from a controlled, five-year prospective study». *Journal of Developmental and Behavioral Pediatrics* 28 (4): 302 à 307.

BIEDERMAN, J. & S. V. FARAONE. 2006. «The effects of attention-deficit/hyperactivity disorder on employment and household income». *Medscape General Medicine* 8 (3): 12.

BIEDERMAN J., R. D. MELMED, A. PATEL, K. McBURNETT, J. KONOW, A. LYNE & N. SCHERER, pour le groupe d'étude SPD503. 2008. «A randomized, double-blind, placebo-controlled study of guanfacine extended release in children and adolescents with attention-deficit/hyperactivity disorder». *Pediatrics* 121 (1): e73 à e84.

BIEDERMAN, J., M. C. MONUTEAUX, E. MICK, T. E. WILENS, J. A. FONTANELLA, K. M. POETZL, T. KIRK, J. MASSE & S. V. FARAONE. 2006. «Is cigarette smoking a gateway to alcohol and illicit drug use disorders?: A study of youths with and without attention deficit hyperactivity disorder». *Biological Psychiatry* 59 (3): 258 à 264.

BIEDERMAN, J., M. C. MONUTEAUX, T. SPENCER, T. E. WILENS & S. V. FARAONE. 2009. «Do stimulants protect against psychiatric disorders in youth with ADHD? A 10-year follow-up study». *Pediatrics* 124 (1): 71 à 78.

BIEDERMAN, J., M. C. MONUTEAUX, T. SPENCER, T. E. WILENS, H. A. MacPHERSON & S. V. FARAONE. 2008. «Stimulant therapy and risk for subsequent substance use disorders in male adults with ADHD: A naturalistic controlled 10-year follow-up study». *American Journal of Psychiatry* 165 (5): 597 à 603.

BIRNBAUM, H. G., R. C. KESSLER, S. W. LOWE, K. SECNIK, P. E. GREENBERG, S. A. LEONG & A. R. SWENSEN. 2005. «Costs of attention deficit-hyperactivity disorder (ADHD) in the U. S.: Excess costs of persons with ADHD and their family members in 2000». *Current Medical Research and Opinion* 21 (2): 195 à 206.

BREYER, J., A. BOTZET, K. WINTERS, R. STINCHFIELD & G. AUGUST. 2009. «Young adult gambling behaviors and their relationship with the persistence of ADD». *Journal of Gambling Studies* 25 (2): 227 à 238.

BROWN, T. E. 1996. *Brown Attention-Deficit Disorder Scales*. San Antonio, TX: Psychological Corporation.

—. 2009. ADD/ADD and impaired executive function in clinical practice. *Current Attention Disorders Reports* 1 (1): 37 à 41.

CARMODY, T. P., C. DUNCAN, J. A. SIMON, S. SOLKOWITZ, J. HUGGINS, S. LEE & K. DELUCCHI. 2008. «Hypnosis for smoking cessation: A randomized trial». *Nicotine & Tobacco Research* 10 (5): 811 à 818.

CULBERTSON, W. C. & E. A. ZILLMER. 1999. *Tower of London: Examiner's Manual.* North Towanda, NY: Multi-Health Systems Inc.

CURTIS, P. & S. GAYLORD. 2005. «Safety issues in the interaction of conventional, complementary, and alternative health care». *Complementary Health Practice Review* 10 (1): 3 à 31.

DuPAUL, G. J., T. J. POWER, A. D. ANASTOPOULOS & R. REID. 1998. *ADHD Rating Scale-IV: Checklists, Norms, and Clinical Interpretation.* New York: The Guilford Press.

ELIA, J., X. GAI, H. M. XIE, J. C. PERIN, E. GEIGER, J. T. GLESSNER *et al.* 2010. «Rare structural variants found in attention-deficit hyperactivity disorder are preferentially associated with neurodevelopmental genes». *Molecular Psychiatry* 15 (6): 637 à 646.

FARAH, M. J., C. HAIMM, G. SANKOORIKAL & A. CHATTERJEE. 2009. «When we enhance cognition with Adderall, do we sacrifice creativity? A preliminary study». *Psychopharmacology* 202 (1): 541 à 547.

FISCHER, M., R. A. BARKLEY, L. SMALLISH & K. FLETCHER. 2007. «Hyperactive children as young adults: Driving abilities, safe driving behavior, and adverse driving outcomes». *Accident Analysis and Prevention* 39 (1): 94 à 105.

FLORY, K., B. S. MOLINA, W. E. PELHAM, E. GNAGY & B. SMITH. 2006. «Childhood ADD predicts risky sexual behavior in young adulthood». *Journal of Clinical Child and Adolescent Psychology* 35 (4): 571 à 577.

FOTI, F. S., J. L. WAHLSTROM & L. C. WIENKERS. 2007. «The in vitro drug interaction potential of dietary supplements containing multiple herbal components». *Drug Metabolism & Disposition* 35 (2): 185 à 188.

FRANKOS, V. H., D. A. STREET & R. K. O'NEILL. 2010. «FDA regulation of dietary supplements and requirements regarding adverse event reporting». *Clinical Pharmacology & Therapeutics* 87 (2): 239 à 244.

GEHRICKE, J., C. WHALEN, L. JAMNER, T. WIGAL & K. STEINHOFF. 2006. «The reinforcing effects of nicotine and stimulant medication in the everyday lives of adult smokers with ADHD: A preliminary examination». *Nicotine & Tobacco Research* 8 (1): 37 à 47.

GEVENSLEBEN, H., B. HOLL, B. ALBRECHT, C. VOGEL, D. SCHLAMP, O. KRATZ, P. STUDER, A. ROTHENBERGER, G. H. MOLL & H. HEINRICH. 2009. «Is neurofeedback an efficacious treatment for ADHD? A randomised controlled clinical trial». *Journal of Child Psychology and Psychiatry* 50 (7): 780 à 789.

GRUBER, R., T. XI, S. FRENETTE, M. ROBERT, P. VANNASINH & J. CARRIER. 2008. «Sleep disturbances in prepubertal children with attention deficit hyperactivity disorder: A home polysomnography study». *Sleep* 32 (3): 343 à 350.

GUAN, L., B. WANG, Y. CHEN, L. YANG, J. LI & Q. QIAN. 2009. «A high-density single-nucleotide polymorphism screen of 23 candidate genes in attention deficit hyperactivity disorder: Suggesting multiple susceptibility genes among Chinese Han population». *Molecular Psychiatry* 14 (5): 546 à 554.

HALMEY, A., O. B. FASMER, C. GILLBERG & J. HAAVIK. 2009. «Occupational outcome in adult ADD: Impact of symptom profile, comorbid psychiatric problems, and treatment». *Journal of Attention Disorders* 13 (2): 175 à 187.

HAMMERNESS, P., R. DOYLE, M. KOTARSKI, A. GEORGIOPOULOS, G. JOSHI, S. ZEITLIN & J. BIEDERMAN. 2009. «Atomoxetine in children with attention-deficit hyperactivity disorder with prior stimulant therapy: A prospective open-label study». *European Child & Adolescent Psychiatry* 18 (8): 493 à 498.

HASKARD ZOLNIEREK, K. B. & M. R. DiMATTEO. 2009. «Physician communication and patient adherence to treatment: A meta-analysis». *Medical Care* 47 (8): 826 à 834.

IZZO, A. A. & E. ERNST. 2009. «Interactions between herbal medicines and prescribed drugs: An updated systematic review». *Drugs* 69 (13): 1777 à 1798.

JENSEN, P. 2009. «Methylphenidate and psychosocial treatments either alone or in combination reduce ADHD symptoms». *Evidence-Based Mental Health* 12 (1): 18.

KESSLER, R. C., L. ADLER, M. AMES, O. DEMLER, S. FARAONE, E. HIRIPI *et al.* 2005. «The World Health Organization adult ADHD self-report scale (ASRS): A short screening scale for use in the general population». *Psychological Medicine* 35 (2): 245 à 256.

KIELING, C., R. R. KIELING, L. A. ROHDE, P. J. FRICK, T. MOFFITT, J. T. NIGG, R. TANNOCK & F. X. CASTELLANOS. 2010. «The age at onset of attention deficit hyperactivity disorder». *American Journal of Psychiatry* 167 (1): 14 à 16.

KILUK, B. D., S. WEDEN & V. CULOTTA. 2009. «Sport participation and anxiety in children with ADHD». *Journal of Attention Disorders* 12 (6): 499 à 506.

KLEINMAN, N. L., M. DURKIN, A. MELKONIAN & K. MARKO-SYAN. 2009. «Incremental employee health benefit costs, absence days, and turnover among employees with ADD and among employees with children with ADD». *Journal of Occupational and Environmental Medicine* 51 (11): 1247 à 1255.

KNOUSE, L. E., C. L. BAGWELL, R. A. BARKLEY & K. R. MURPHY. 2005. «Accuracy of self-evaluation in adults with ADHD: Evidence from a driving study». *Journal of Attention Disorders* 8 (4): 221 à 234.

KOLLINS, S. H., F. J. McCLERNON & B. F. FUEMMELER. 2005. «Association between smoking and attention-deficit/hyperactivity disorder symptoms in a population-based sample of young adults». *Archives of General Psychiatry* 62 (10): 1142 à 1147.

LEVIN, J. R., S. M. EVANS, D. J. BROOKS & F. GARAWI. 2007. «Treatment of cocaine dependent treatment seekers with adult ADHD: Double-blind comparison of methylphenidate and placebo». *Drug and Alcohol Dependence* 87 (1): 20 à 29.

LINDSAY, S. E., G. A. GUDELSKY & P. C. HEATON. 2006. «Use of modafinil for the treatment of attention deficit/hyperactivity disorder». *Annals of Pharmacotherapy* 40 (10): 1829 à 1833.

MATTOS, P., E. SABOYA, V. AYRÃO, D. SEGENREICH, M. DUCHESNE & G. COUTINHO. 2004. «Comorbid eating disorders in a Brazilian attention-deficit/hyperactivity disorder adult clinical sample». *Revista Brasiliera a de Psiquiatria* 26 (4) : 248 à 250.

MAZAHERI, A., S. COFFEY-CORINA, G. R. MANGUN, E. M. BEKKER, A. S. BERRY & B. A. CORBETT. 2010. «Functional disconnection of frontal cortex and visual cortex in attention-deficit/ hyperactivity disorder». *Biological Psychiatry* 67 (7) : 617 à 623.

McALONAN, G. M., V. CHEUNG, S. E. CHUA, J. OOSTERLAAN, S. HUNG, C. TANG *et al.* 2009. «Age-related grey matter volume correlates of response inhibition and shifting in attention-deficit hyperactivity disorder». *British Journal of Psychiatry* 194 (2) : 123 à 129.

McCABE, S., C. TETER & C. BOYD. 2006. «Medical use, illicit use, and diversion of prescription stimulant medication». *Journal of Psychoactive Drugs* 38 (1) : 43 à 56.

McGOUGH, J. J., J. BIEDERMAN, L. L. GREENHILL, J. T. McCRACKEN, T. J. SPENCER, K. POSNER, S. WIGAL, J. GORNBEIN, S. TULLOCH & J. M. SWANSON. 2003. «Pharmacokinetics of SLI381 (ADDERALL XR), an extended-release formulation of Adderall». *Journal of the American Academy of Child and Adolescent Psychiatry* 42 (6) : 684 à 691.

MITRA, A., A. MITRA, D. PAL, M. MINOCHA & D. KWATRA. 2010. «Compatibility risks between drugs and herbal medicines or botanical supplements». *Toxicology Letters* 196 (1) : S17.

NEWCORN, J. H., C. J. KRATOCHVIL, A. J. ALLEN, C. D. CASAT, D. D. RUFF, R. J. MOORE, D. MICHELSON & Atomoxetine/ Methylphenidate Comparative Study Group. 2008. «Atomoxetine and osmotically released methylphenidate for the treatment of attention deficit hyperactivity disorder: Acute comparison and differential response». *American Journal of Psychiatry* 165 (6): 721 à 730.

POULIN, C. 2007. «From attention-deficit/hyperactivity disorder to medical stimulant use to the diversion of prescribed stimulants to non-medical stimulant use: Connecting the dots». *Addiction* 102 (5): 740 à 751.

QUINLAN, D. M. 2000. «Assessment of attention-deficit/hyperactivity disorder and comorbidities». In *Attention Deficit Disorders and Comorbidities in Children, Adolescents, and Adults*, édité par T. E. Brown. Washington DC: American Psychiatric Association.

REYNOLDS, C. R. 2002. *Comprehensive Trail-Making Test: Examiner's Manual*. Austin, TX: PRO-ED.

RIBEIRO, S. N., C. JENNEN-STEINMETZ, M. H. SCHMIDT & K. BECKER. 2008. «Nicotine and alcohol use in adolescent psychiatric inpatients: Associations with diagnoses, psychosocial factors, gender and age». *Nordic Journal of Psychiatry* 62 (4): 315 à 321.

RIETVELD, M. J. H., J. J. HUDZIAK, M. BARTELS, C. E. M. Van BEIJSTERVELDT & D. I. BOOMSMA. 2004. «Heritability of attention problems in children: Longitudinal results from a study of twins, age 3 to 12». *Journal of Child Psychology and Psychiatry* 45 (3): 577 à 588.

ROTBLATT, M. D. 1999. « Herbal medicine : A practical guide to safety and quality assurance ». *Western Journal of Medicine* 171 (3) : 172 à 175.

SABUNCUOGLU, O. 2007. « Traumatic dental injuries and attention-deficit/hyperactivity disorder : Is there a link ? » *Dental Traumatology* 23 (3) : 137 à 142.

SAFREN, S. A., P. DURAN, I. YOVEL, C. A. PERLMAN & S. SPRICH. 2007. « Medication adherence in psychopharmacologically treated adults with ADHD ». *Journal of Attention Disorders* 10 (3) : 257 à 260.

SAFREN, S. A., M. W. OTTO, S. SPRICH, C. L. WINETT, T. E. WILENS & J. BIEDERMAN. 2005. « Cognitive-behavioral therapy for ADHD in medication-treated adults with continued symptoms ». *Behaviour Research and Therapy* 43 (7) : 831 à 842.

SALAKARI, A., M. VIRTA, N. GRÖNROOS, E. CHYDENIUS, M. PARTINEN, R. VATAJA, M. KASKI & M. IIVANAINENI. 2010. « Cognitive-behaviorally-oriented group rehabilitation of adults with ADHD : Results of a 6-month follow-up ». *Journal of Attention Disorders* 13 (5) : 516 à 523.

SANDFORD, J. A. & A. TURNER. 2004. *IVA + Plus™: Integrated Visual and Auditory Continuous Performance Test (IVA + Plus) Administration Manual*. Richmond, VA : BrainTrain.

SAWNI, A. 2008. « Attention-deficit/hyperactivity disorder and complementary/alternative medicine ». *Adolescent Medicine State of the Art Reviews* 19 (2) : xi, 313 à 326.

SCHUCHARDT, J. P., M. HUSS, M. STAUSS-GRABO & A. HAHN. 2010. «Significance of long-chain polyunsaturated fatty acids (PUFAs) for the development and behaviour of children». *European Journal of Pediatrics* 169 (2): 149 à 164.

SECNIK, K., A. SWENSEN & M. J. LAGE. 2005. «Comorbidities and costs of adult patients diagnosed with attention-deficit hyperactivity disorder». *Pharmacoeconomics* 23 (1): 93 à 102.

SINN, N. & J. BRYAN. 2007. «Effect of supplementation with polyunsaturated fatty acids and micronutrients on learning and behavior problems associated with child ADHD». *Journal of Developmental and Behavioral Pediatrics* 28 (2): 82 à 91.

SOLANTO, M. V., D. J. MARKS, J. WASSERSTEIN, K. MITCHELL, H. ABIKOFF, J. M. J. ALVIR & M. D. KOFMAN. 2010. «Efficacy of meta-cognitive therapy for adult ADHD». *American Journal of Psychiatry* (publication en ligne anticipée avant la version imprimée, 15 mars 2010). DOI (code d'identification d'objet numérique): 10.1176/appi.ajp.2009.09081123.

SOLHKHAH, R., T. E. WILENS, J. DALY, J. B. PRINCE, S. L. Van PATTEN & J. BIEDERMAN. 2005. «Bupropion SR for the treatment of substance-abusing outpatient adolescents with attention-deficit/hyperactivity disorder and mood disorders». *Journal of Child and Adolescent Psychopharmacology* 15 (5): 777 à 786.

SPENCER, T. J. 2009. «Issues in the management of patients with complex attention-deficit hyperactivity disorder symptoms». *CNS Drugs* 23 (Suppl. 1): 9 à 20.

STILL, G. F. 1902. «Some abnormal psychical conditions in children». *Lancet* 1: 1008 à 1012.

TAYLOR, A. F. & F. E. KUO. 2009. «Children with attention deficits concentrate better after walk in the park». *Journal of Attention Disorders* 12 (5): 402 à 409.

TEICHER, M. 2008. *Quotient™ ADHD System*. Westford, MA: Bio-Behavioral Diagnostics.

THOMPSON, A. L., B. S. MOLINA, W. PELHAM & E. M. GNAGY. 2007. «Risky driving in adolescents and young adults with childhood ADD». *Journal of Pediatric Psychology* 32 (7): 745 à 759.

TRANSLER, C., A. EILANDER, S. MITCHELL & N. Van De MEER. 2010. «The impact of polyunsaturated fatty acids in reducing child attention deficit and hyperactivity disorders». *Journal of Attention Disorders* (publication en ligne anticipée avant la version imprimée, 27 avril 2010). DOI (code d'identification d'objet numérique): 10.1177/1087054709347250.

TRENERRY, M., B. CROSSON, J. DOBOE & W. LEBER. 1989. *Stroop Neuropsychological Screening Test*. Odessa, FL: Psychological Assessment Resources.

VAUGHAN B., J. FEGERT & C. J. KRATOCHVIL. 2009. «Update on atomoxetine in the treatment of attention-deficit/hyperactivity disorder». *Expert Opinion on Pharmacotherapy* 10 (4): 669 à 676.

Van VEEN, M. M., J. J. S. KOOIJ, A. N. BOONSTRA, M. C. M. GORDIJN & E. J. W. Van SOMEREN. 2010. «Delayed circadian rhythm in adults with attention-deficit/hyperactivity disorder and chronic sleep-onset insomnia». *Biological Psychiatry* **67** (**11**): 1091 à 1096.

VOLKOW, N., G. J. WANG, S. H. KOLLINS, T. L. WIGAL, J. H. NEWCORN, F. TELANG *et al.* 2009. «Evaluating dopamine reward pathway in ADHD: Clinical implications». *JAMA* 302 (10): 1084 à 1091.

WALKER, L. R., A. A. ABRAHAM & K. P. TERCYAK. 2010. «Adolescent caffeine use, ADHD, and cigarette smoking». *Children's Health Care* 39 (1): 73 à 90.

WARD, M. F., P. H. WENDER & F. W. REIMHERR. 1993. «The Wender Utah Rating Scale: An aid in the retrospective diagnosis of childhood attention deficit hyperactivity disorder». *American Journal of Psychiatry* 150 (8): 885 à 890.

WEISS, M., S. A. SAFREN, M. V. SOLANTO, L. HECHTMAN, A. L. ROSTAIN, J. R. RAMSAY & C. MURRAY. 2008. «Research forum on psychological treatment of adults with ADHD». *Journal of Attention Disorders* 11 (6): 642 à 651.

WIGAL, S. B. 2009. «Efficacy and safety limitations of attention-deficit hyperactivity disorder pharmacotherapy in children and adults». *CNS Drugs* 23 (Suppl. 1): 21 à 31.

WILENS, T. E. 2004. «Attention-deficit/hyperactivity disorder and the substance use disorders: The nature of the relationship, sub-types at risk, and treatment issues». *Psychiatric Clinics of North America* 27 (2): 283 à 301.

WILENS, T. E., S. V. FARAONE, J. BIEDERMAN and S. GUNAWAR-DENE. 2003. «Does stimulant therapy of attention-deficit/hyperactivity disorder beget later substance abuse? A meta-analytic review of the literature». *Pediatrics* 111 (1): 179 à 185.

WILENS, T. E., M. GIGNAC, A. SWEZEY, M. C. MONUTEAUX & J. BIEDERMAN. 2006. «Characteristics of adolescents and young adults with ADHD who divert or misuse their prescribed medications». *Journal of the American Academy of Child and Adolescent Psychiatry* 45 (4): 408 à 414.

WILENS, T. E., M. C. MONUTEAUX, L. E. SNYDER, H. MOORE, J. WHITLEY & M. GIGNAC. 2005. «The clinical dilemma of using medications in substance-abusing adolescents and adults with attention-deficit/hyperactivity disorder: What does the literature tell us?» *Journal of Child and Adolescent Psychopharmacology* 15 (5): 787 à 798.

WILENS, T. E. & H. P. UPADHYAYA. 2007. «Impact of substance use disorder on ADHD and its treatment». *Journal of Clinical Psychiatry* 68 (8): e20.

YACUBIAN, J. & C. BUCHEL. 2009. «The genetic basis of individual differences in reward processing and the link to addictive behavior and social cognition». *Neuroscience* 164 (1): 55 à 71.

YOUNG, G. S., J. A. CONQUER & R. THOMAS. 2005. «Effect of randomized supplementation with high dose olive, flax or fish oil on serum phospholipid fatty acid levels in adults with attention deficit hyperactivity disorder». *Reproduction, Nutrition, Development* 45 (5): 549 à 558.

Remerciements

Merci à mes patients et clients, de qui j'ai tant appris. Merci à mes éditeurs chez New Harbinger : Melissa Kirk, Jess Beebe et Elisabeth Beller. Merci aussi à Jesse Burson, Earlita Chenault, Adia Colar et Julia Kent chez New Harbinger. Merci à Patricia O. Quinn, M.D. ; Kelly Aissen, Ph.D. ; Lori Burack, LCSW ; Charles Downer, Ph.D. ; Lara Honos-Webb, Ph.D. ; Stephanie Hunter-Banks, Pharm.D. ; Irene Kerzhnerman, Ph.D. ; Jane Marinelli, ARNP ; Roberto Olivardia, Ph.D. ; Nancy Ratey, M.Ed. ; Richard Rubin, M.D. ; Elias Sarkis, M.D. ; Ari Tuckman, Psy.D. et Sharon Wigal, Ph.D. pour leur aide et leurs contributions. Merci aussi à William Moulton, Janice Moulton, Claude Moulton, Christine Whitney, Charles Gates, Kmet, Eric Rogell, Katie Degnan, Denise Gauthier, Paul Gauthier, Toby Sarkis et Lucy Sarkis pour leur soutien.

«Ce livre consolide l'expertise et l'expérience de Stephanie Moulton Sarkis dans un guide de "première étape" pour les adultes ayant un diagnostic de trouble de déficit de l'attention avec hyperactivité (TDAH). Contribution importante pour les adultes atteints du TDAH, ce livre est facile à lire, offrant des sections concises qui permettent aux lecteurs de saisir rapidement l'information importante. Ce livre est un excellent point de départ pour les adultes récemment diagnostiqués avec le TDAH et les membres de leur famille qui espèrent comprendre le trouble.»

David W. Goodman, M.D.,
professeur adjoint à la Johns Hopkins School of Medecine et
directeur du Adult Attention Deficit Disorder du Maryland

« Quoiqu'il y ait eu plusieurs bons livres d'introduction au TDA chez l'adulte, le nouveau guide de Sarkis constitue un précieux atout mis à jour dans un domaine qui progresse rapidement. Outre qu'elle explique ce qu'il faut faire, elle conseille judicieusement comment se comporter durant le processus, soulignant l'importance de relations d'aide personnelles et professionnelles continues.»

Richard L. Rubin, M.D.,
vice-président de l'American Professional Society for
ADHD and Related Disorders et professeur adjoint
du Medical College de Dartmouth

«Si on vient tout juste de vous diagnostiquer le TDA, il vous faut ce livre. Il vous guidera étape par étape dans la compréhension du diagnostic et des meilleurs traitements pour vous. Ce livre vous aidera à trouver l'espoir et à mettre au point les étapes suivantes.

Lara Honos-Webb, Ph. D., auteure de *The Gift of Adult ADD*

«La première chose, et la plus importante, que les gens récemment diagnostiqués peuvent faire, c'est de s'informer sur le TDAH. Mais où commencer? D'une façon minutieusement accessible et pratique, Sarkis couvre tous les sujets principaux. C'est un splendide premier livre à lire après avoir reçu un diagnostic de TDAH, parce qu'il vous décrit la nature du terrain et vous guide vers les sujets que vous pouvez avoir envie de fouiller plus à fond.»

Ari Tuckman, Psy. D., MBA, auteur de *More Attention, Less Deficit* et *Integrative Treatment for Adult ADHD*

Stephanie Moulton Sarkis Ph.D., est professeure adjointe à Florida Atlantic University à Boca Raton et l'auteure de *10 solutions contre le déficit d'attention chez l'adulte, Making the Grade with ADD* et *ADD and Your Money*. Elle est conseillère diplômée et une conseillère en santé mentale diplômée et elle exerce comme conseillère privée et coach spécialisée en TDA et TDAH. Mme Sarkis a obtenu l'American Psychological Association Outstanding Award en 2001 et a été invitée sur les ondes de *Health Minute* sur CNN, Fox News, ABC News, Sirius Satellite Radio et de First Business Television. Vous pouvez la joindre en ligne à **www.stephaniesarkis.com**

L'auteure de la préface, **Patricia O. Quinn, M.D.**, est pédiatre du développement à Washington. D.C. Diplômée de la Georgetown University Medical School, elle se spécialise dans le développement de l'enfant et la psychopharmacologie. Elle est l'auteure de 20 livres sur le trouble de déficit de l'attention avec ou sans hyperactivité chez les enfants, les adultes et les professionnels, dont le titre primé *Attention, Girls!* Elle est cofondatrice et directrice du National Center for Girls and Women with ADHD.